CIBI ULTRAPROCESSATI

LA GUIDA DEFINITIVA PER RICONOSCERE ED EVITARE GLI ALIMENTI NOCIVI PER UNA NUTRIZIONE SANA E UNA SALUTE OTTIMALE

ALEXANDER VITAN

DISCLAIMER

Questo libro non ha la pretesa di sostituire il consiglio medico. Si raccomanda al lettore di consultare regolarmente un professionista della salute per qualsiasi questione relativa al proprio benessere, in particolare per eventuali sintomi che possano richiedere diagnosi o cure mediche.

Le informazioni fornite in questo libro sono puramente a scopo informativo generale. Pur impegnandomi a mantenere tali informazioni aggiornate e corrette, non sono fornite dichiarazioni o garanzie, esplicite o implicite, in merito alla completezza, precisione, affidabilità, idoneità o disponibilità riguardo alle informazioni, prodotti, servizi o grafiche correlate presenti in questo libro, per qualsivoglia scopo.

L'utilizzo di tali informazioni avviene a proprio rischio. I metodi descritti in questo libro rappresentano le opinioni dell'autore e non devono essere considerati come una serie definitiva di istruzioni per un determinato progetto. Potrebbe emergere la possibilità di utilizzare altri metodi e materiali per ottenere risultati simili.

BONUS

Ti ringrazio sinceramente per aver acquistato il mio libro come fonte di conoscenza e guida per migliorare la tua consapevolezza alimentare.

Per esprimere la mia gratitudine, ho incluso un BONUS SPECIALE: un Programma Alimentare di 30 Giorni tra ricette sane e creative per rivoluzionare il tuo stile di vita, allontanandoti dai cibi ultraprocessati e avvicinandoti a un'alimentazione genuina e salutare.

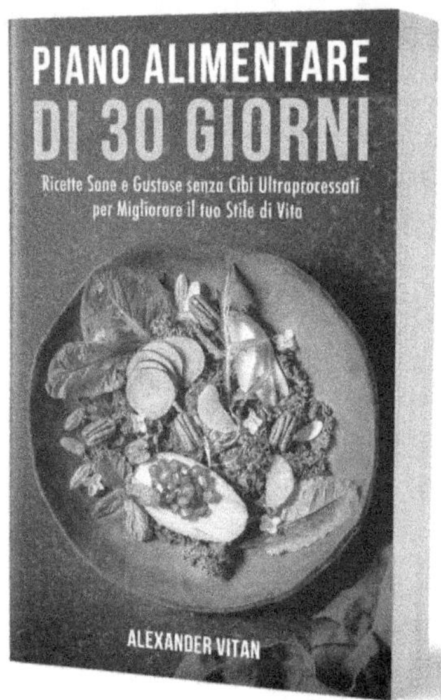

Per accedere al BONUS, ti invito a recarti all'ultima pagina.

INDICE

CAPITOLO 7: TESTIMONIANZE E CASI DI STUDIO

CAPITOLO 8: POLITICHE ALIMENTARI E L'INDUSTRIA DEI CIBI ULTRAPROCESSATI

INTRODUZIONE

Benvenuti in questo viaggio alla scoperta di uno degli aspetti più insidiosi e meno compresi della nostra alimentazione moderna: i cibi ultraprocessati. Come nutrizionista, ho dedicato la mia carriera a comprendere gli effetti dell'alimentazione sulla salute umana, e ho osservato con crescente preoccupazione come l'aumento del consumo di cibi ultraprocessati abbia coinciso con un'epidemia globale di malattie croniche e condizioni di salute compromesse.

La nostra dieta è cambiata radicalmente negli ultimi decenni. Una volta, le nostre scelte alimentari erano limitate a ciò che era stagionale e disponibile localmente. Oggi, grazie ai progressi tecnologici e all'industrializzazione della produzione alimentare, siamo circondati da una vasta gamma di prodotti alimentari altamente elaborati, progettati per essere convenienti, attraenti e spesso irresistibili. Tuttavia, questi prodotti sono spesso carichi di additivi, zuccheri aggiunti, grassi malsani e altre sostanze artificiali che possono avere effetti negativi sulla nostra salute a lungo termine.

Questo libro nasce dalla necessità di fare chiarezza su cosa siano realmente i cibi ultraprocessati e su come possano influenzare negativamente il nostro benessere. La mia esperienza mi ha insegnato che la consapevolezza è la chiave per poter fare scelte alimentari più sane. Pertanto, il mio obiettivo principale è educare e informare, fornendo a voi lettori gli strumenti necessari per riconoscere ed evitare questi insidiosi nemici della nostra salute.

Attraverso una serie di capitoli dettagliati e approfonditi, esploreremo cosa definisce un cibo ultraprocessato, esamineremo gli ingredienti comuni che li compongono e discuteremo degli effetti specifici che questi alimenti possono avere sulla salute cardiovascolare, il peso corporeo, il sistema digestivo e il rischio di malattie croniche. Vi guiderò anche attraverso le tecniche di marketing utilizzate dall'industria alimentare per promuovere questi prodotti e vi fornirò strategie pratiche per pianificare una dieta più equilibrata e sana.

La nostra salute è in gran parte determinata dalle nostre scelte quotidiane. Scegliere di ridurre o eliminare i cibi ultraprocessati dalla vostra dieta non è solo una questione di migliorare la salute personale, ma anche di prendere una posizione contro un sistema alimentare che spesso privilegia il profitto rispetto al benessere del consumatore. In questa preziosa risorsa, troverete non solo le informazioni necessarie per fare scelte alimentari migliori, ma anche l'ispirazione e la motivazione per intraprendere un percorso di vita più sano e consapevole.

Spero che questo libro vi fornisca una nuova prospettiva sull'alimentazione moderna e vi aiuti a fare scelte più informate e salutari per voi stessi e per le vostre famiglie. La conoscenza è potere, e con la giusta informazione, possiamo tutti fare passi significativi verso una vita più sana e felice.

CAPITOLO 1: COSA SONO I CIBI ULTRA PROCESSATI?

DEFINIZIONE DI CIBI ULTRAPROCESSATI

Nel panorama alimentare moderno, i cibi ultraprocessati (CUP), rappresentano una categoria che suscita crescente preoccupazione tra i professionisti della salute e i consumatori. Negli ultimi decenni si è osservato un cambiamento significativo nelle abitudini alimentari, con un aumento esponenziale del consumo di questi prodotti. Questo capitolo ha l'obiettivo di definire in maniera chiara cosa sono i cibi ultraprocessati, fornendo una comprensione approfondita del loro impatto sulla salute e sui comportamenti alimentari.

Definizione di Cibi Ultraprocessati

I cibi ultraprocessati, secondo la classificazione NOVA sviluppata dall'Università di San Paolo, sono prodotti industriali formulati a partire da ingredienti derivati da alimenti e da additivi alimentari, solitamente attraverso una serie di processi fisici e chimici. Questi prodotti sono spesso pronti al consumo o da riscaldare, altamente palatabili, e progettati per avere una lunga durata di conservazione. Gli ingredienti comuni includono zuccheri raffinati, oli idrogenati, grassi saturi, additivi, conservanti, aromi e coloranti.

Caratteristiche dei Cibi Ultraprocessati

1. **Composizione nutrizionale squilibrata**: I cibi ultraprocessati tendono ad avere un alto contenuto di zuccheri aggiunti, grassi saturi e sale, e un basso contenuto di fibre, vitamine e minerali. Questo squilibrio nutrizionale contribuisce a una serie di problemi di salute, tra cui obesità, diabete di tipo 2, malattie cardiovascolari e alcuni tipi di cancro.
2. **Presenza di additivi**: Gli additivi alimentari, come emulsionanti, conservanti, dolcificanti artificiali, aromi e coloranti, sono ampiamente utilizzati nei cibi ultraprocessati. Sebbene molti di questi additivi siano

considerati sicuri nelle quantità approvate, il loro consumo abituale e combinato è fonte di preoccupazione per la salute a lungo termine.

3. **Alta palatabilità e iperappetibilità**: La combinazione di zuccheri, grassi e sale, insieme all'uso di aromi e additivi, rende questi cibi estremamente palatabili e spesso difficili da smettere di mangiare. Questa iperappetibilità può portare a un consumo eccessivo e a dipendenza alimentare, contribuendo a problemi di peso e a comportamenti alimentari disordinati.

4. **Convenienza e marketing**: I cibi ultraprocessati sono progettati per essere convenienti e facili da consumare. Spesso vengono commercializzati in modo aggressivo, con pubblicità che li rendono attraenti, specialmente per i bambini e gli adolescenti. La loro disponibilità e la promozione possono influenzare negativamente le scelte alimentari, spingendo i consumatori verso opzioni meno salutari.

Esempi di Cibi Ultraprocessati

Per riconoscere meglio i cibi ultraprocessati, è utile fornire alcuni esempi comuni:

- **Snack dolci e salati**: Patatine, biscotti, merendine confezionate, barrette energetiche.
- **Bevande zuccherate**: Bibite gassate, bevande energetiche, succhi di frutta industriali.
- **Prodotti da forno**: Pane confezionato, torte industriali, pizze surgelate.
- **Piatti pronti**: Zuppe in scatola, cibi pronti da microonde, piatti surgelati.
- **Carni processate**: Wurstel, salsicce, salumi confezionati.

Impatto sulla Salute

La ricerca ha evidenziato che un elevato consumo di cibi ultraprocessati è associato a un aumento del rischio di numerose patologie. Questi alimenti, poveri di nutrienti essenziali e ricchi di calorie vuote, possono contribuire a uno stato di malnutrizione sia per eccesso che per difetto. Ecco alcuni dei principali effetti negativi sulla salute:

1. **Obesità**: L'alta densità energetica e la bassa sazietà dei cibi ultraprocessati favoriscono il consumo eccessivo di calorie, portando a un aumento di peso.

2. **Diabete di tipo 2**: Gli zuccheri aggiunti e i grassi saturi presenti in questi alimenti possono aumentare la resistenza all'insulina, un fattore chiave nello sviluppo del diabete di tipo 2.

3. **Malattie cardiovascolari**: Il consumo eccessivo di sale e grassi saturi è strettamente legato all'ipertensione e alle malattie cardiovascolari.

4. **Disturbi gastrointestinali**: La carenza di fibre e l'alto contenuto di additivi possono alterare la flora intestinale e provocare disturbi gastrointestinali.

Strategie per Ridurre il Consumo di Cibi Ultraprocessati

Affrontare la sfida dei cibi ultraprocessati richiede un approccio multiplo, che include educazione alimentare, politiche pubbliche e cambiamenti nelle abitudini personali. Ecco alcune strategie efficaci:

1. **Educazione e consapevolezza**: Informare i consumatori sui rischi associati ai cibi ultraprocessati e promuovere la consapevolezza delle etichette alimentari può aiutare a fare scelte più informate.
2. **Promozione di alimenti freschi e integrali**: Favorire l'accesso e il consumo di alimenti freschi, integrali e minimamente processati, come frutta, verdura, legumi, cereali integrali e proteine magre.
3. **Regolamentazione del marketing**: Implementare regolamenti più stringenti sulla pubblicità di cibi ultraprocessati, soprattutto quella rivolta ai bambini.
4. **Supporto alle politiche pubbliche**: Sostenere politiche che incentivano la produzione e il consumo di cibi sani, come sussidi per l'agricoltura biologica e tassazione delle bevande zuccherate.

I cibi ultraprocessati rappresentano una minaccia insidiosa per la salute pubblica, mascherata dalla loro apparente convenienza e appetibilità. È fondamentale educare i consumatori a riconoscere e limitare il consumo di questi alimenti, promuovendo una dieta basata su cibi freschi e minimamente processati. Solo attraverso un impegno collettivo e informato possiamo sperare di invertire la tendenza e migliorare la salute della nostra società.

DIFFERENZA TRA CIBI NATURALI, PROCESSATI E ULTRAPROCESSATI

Nella pratica quotidiana come nutrizionista, una delle domande più frequenti che ricevo riguarda la differenza tra cibi naturali, processati e ultraprocessati. Questa distinzione è cruciale per comprendere l'impatto delle nostre scelte alimentari sulla salute. Esploreremo le caratteristiche specifiche di ciascuna categoria, evidenziando le differenze principali e i loro effetti sul benessere.

Cibi Naturali

I cibi naturali, noti anche come cibi non processati o minimamente processati, sono quelli che si trovano nella loro forma originale o che hanno subito solo minimi interventi di lavorazione. Questi alimenti rappresentano la base ideale per una dieta equilibrata e salutare. Di seguito, analizziamo le loro principali caratteristiche:

1. **Origine e lavorazione**: I cibi naturali provengono direttamente dalla natura e mantengono intatte le loro proprietà nutrizionali. Possono subire processi minimi come la pulizia, la rimozione delle parti non commestibili, la refrigerazione, la congelazione e la pastorizzazione, che non alterano significativamente la loro composizione nutrizionale.
2. **Composizione nutrizionale**: Questi alimenti sono ricchi di nutrienti essenziali come vitamine, minerali, fibre, antiossidanti e fitochimici. La loro densità nutrizionale li rende fondamentali per la prevenzione di malattie e per il mantenimento della salute.
3. **Esempi**: Frutta fresca, verdura, legumi, noci, semi, carne fresca, pesce, uova, latte, cereali integrali non trasformati come l'avena, il riso integrale e il grano.

Cibi Processati

I cibi processati si trovano a metà strada tra i cibi naturali e gli ultraprocessati.

La lavorazione di questi alimenti può comportare modifiche più significative rispetto ai cibi naturali, ma non necessariamente implica un peggioramento della qualità nutrizionale. La lavorazione può essere finalizzata a migliorare la conservazione, la sicurezza alimentare, la palatabilità e la convenienza. Ecco alcune caratteristiche distintive:

1. **Livello di lavorazione**: La lavorazione può includere processi come la macinazione, la fermentazione, la pastorizzazione, la conservazione in salamoia, la cottura, il congelamento e l'uso di additivi come sale, zucchero e oli.
2. **Composizione nutrizionale**: La qualità nutrizionale dei cibi processati può variare notevolmente. Alcuni processi, come la fermentazione e la pastorizzazione, possono migliorare la digeribilità e la sicurezza degli alimenti. Tuttavia, l'aggiunta eccessiva di zucchero, sale e grassi può ridurre la qualità nutrizionale complessiva.
3. **Esempi**: Pane integrale, formaggi, yogurt, legumi in scatola, frutta secca senza zuccheri aggiunti, verdure congelate, pesce affumicato, succhi di frutta senza zuccheri aggiunti.

Cibi Ultraprocessati

I cibi ultraprocessati rappresentano il livello più alto di trasformazione alimentare. Sono prodotti industriali formulati per essere pronti al consumo o facilmente preparabili, spesso con l'aggiunta di numerosi ingredienti e additivi. La loro composizione e il metodo di produzione li rendono altamente palatabili e duraturi, ma con significativi svantaggi per la salute. Ecco le loro caratteristiche principali:

1. **Livello di lavorazione**: I cibi ultraprocessati subiscono numerosi passaggi industriali e includono ingredienti raffinati e sintetici che difficilmente si trovano nelle cucine domestiche. La lavorazione può includere l'estrazione, l'idrogenazione, l'uso di emulsionanti, stabilizzanti, coloranti, aromi artificiali e conservanti.
2. **Composizione nutrizionale**: Questi alimenti sono spesso ricchi di calorie, zuccheri aggiunti, grassi saturi e trans, e sale, mentre sono poveri di fibre, vitamine e minerali. La combinazione di questi fattori contribuisce a un profilo nutrizionale sfavorevole, aumentando il rischio di malattie croniche.
3. **Esempi**: Snack confezionati come patatine e biscotti, bevande zuccherate, carni lavorate come würstel e salumi, cereali da colazione zuccherati, zuppe istantanee, cibi pronti surgelati, barrette energetiche.

Impatto sulla Salute

La distinzione tra cibi naturali, processati e ultraprocessati è cruciale per comprendere il loro impatto sulla salute. Diversi studi hanno evidenziato che un'alimentazione ricca di cibi ultraprocessati è associata a un maggiore rischio di obesità, diabete di tipo 2, malattie cardiovascolari e alcune forme di cancro. Al contrario, una dieta basata su cibi naturali e minimamente processati è associata a una migliore qualità della dieta e a un ridotto rischio di malattie croniche.

Strategie per una Scelta Alimentare Consapevole

Per migliorare la qualità della dieta e promuovere la salute, è fondamentale adottare strategie che favoriscano la scelta di cibi naturali e minimamente processati. Ecco alcune raccomandazioni pratiche:

1. **Leggere le etichette**: Familiarizzare con le etichette nutrizionali e gli ingredienti dei prodotti alimentari per evitare cibi con zuccheri aggiunti, grassi saturi, sale e additivi non necessari.
2. **Cucinare a casa**: Preparare i pasti a casa utilizzando ingredienti freschi e naturali permette di controllare meglio la qualità e la composizione nutrizionale dei cibi.
3. **Preferire alimenti freschi e integrali**: Scegliere frutta e verdura fresche, legumi, cereali integrali, carne e pesce non trasformati come base della dieta quotidiana.
4. **Evitare bevande zuccherate e snack confezionati**: Sostituire le bevande zuccherate con acqua, tè o succhi di frutta senza zuccheri aggiunti e optare per snack salutari come frutta fresca, noci e semi.
5. **Scegliere cibi processati con attenzione**: Quando si scelgono cibi processati, preferire quelli con pochi ingredienti e senza additivi dannosi, come pane integrale, yogurt naturale e verdure congelate.

È fondamentale comprendere la distinzione tra cibi naturali, processati e ultra-processati per fare scelte alimentari informate e promuovere la salute a lungo termine. Il mio obiettivo è fornire gli strumenti necessari per navigare nel complesso mondo dell'alimentazione moderna, favorendo una dieta che privilegi alimenti freschi e integrali. Attraverso l'educazione e la consapevolezza, possiamo migliorare la qualità della nostra dieta e, di conseguenza, la nostra salute e benessere complessivi.

STORIA E EVOLUZIONE DEI CIBI ULTRAPROCESSATI

La storia dei cibi ultraprocessati è strettamente legata all'evoluzione delle società moderne e alla trasformazione delle abitudini alimentari. Comprendere le origini e lo sviluppo di questi prodotti è fondamentale per valutare il loro impatto sulla nostra salute e sulla società. Questa sezione del libro esplora le tappe principali della storia dei cibi ultraprocessati, dalla rivoluzione industriale fino ai giorni nostri, analizzando le motivazioni economiche, sociali e tecnologiche che hanno guidato la loro diffusione.

Origini dei Cibi Ultraprocessati

L'avvento dei cibi ultraprocessati può essere fatto risalire alla rivoluzione industriale del XIX secolo, un periodo di grandi innovazioni tecnologiche che trasformarono radicalmente il settore alimentare. Prima di questo periodo, la maggior parte degli alimenti veniva consumata nella sua forma naturale o con minime lavorazioni. La rivoluzione industriale portò con sé nuove tecniche di produzione, conservazione e distribuzione degli alimenti, dando inizio alla trasformazione del nostro modo di mangiare.

1. **Rivoluzione industriale**: La nascita di fabbriche e macchinari avanzati consentì la produzione su larga scala di alimenti conservati, come le conserve di frutta e verdura e le carni in scatola. Questi prodotti erano inizialmente destinati ai soldati e ai marinai, ma presto trovarono spazio anche nelle case civili.
2. **Invenzione dei metodi di conservazione**: Tecniche come la pastorizzazione, inventata da Louis Pasteur nel 1864, e l'inscatolamento, sviluppato da Nicolas Appert all'inizio del XIX secolo, permisero di estendere la durata di conservazione degli alimenti, riducendo gli sprechi e migliorando la sicurezza alimentare.

La Prima Metà del XX Secolo: l'Ascesa dei Cibi Confezionati

Con l'inizio del XX secolo, l'urbanizzazione crescente e i cambiamenti sociali ed economici portarono a un ulteriore incremento della produzione e del consumo di cibi confezionati. Le tecnologie alimentari continuarono a progredire, portando alla creazione di nuovi prodotti.

1. **Anni '20 e '30**: L'introduzione di tecniche di refrigerazione e congelamento rivoluzionò la conservazione degli alimenti. La disponibilità di frigoriferi domestici permise alle famiglie di conservare i cibi per periodi più lunghi, riducendo la necessità di acquisti frequenti.
2. **Anni '40 e '50**: Durante la Seconda Guerra Mondiale e nel periodo postbellico, la domanda di cibi a lunga conservazione aumentò. Prodotti come le zuppe in scatola, i cereali per la colazione e i cibi surgelati divennero comuni nelle case americane ed europee. Le aziende alimentari iniziarono a investire pesantemente in pubblicità, promuovendo la convenienza e l'innovazione dei loro prodotti.

La Seconda Metà del XX Secolo: l'Era dell'Industrializzazione Alimentare

La seconda metà del XX secolo vide una crescita esponenziale dei cibi ultraprocessati, guidata da innovazioni tecnologiche, cambiamenti economici e un'industria alimentare sempre più potente.

1. **Anni '60 e '70**: L'introduzione di nuovi additivi alimentari, come conservanti, coloranti e aromi artificiali, permise di migliorare la durata, l'aspetto e il sapore dei cibi confezionati. Durante questo periodo, i fast food iniziarono a proliferare, rendendo i cibi ultraprocessati parte integrante della dieta quotidiana di molte persone.
2. **Anni '80 e '90**: La globalizzazione e la crescita delle catene di supermercati portarono alla diffusione capillare dei cibi ultraprocessati. Le aziende alimentari multinazionali divennero giganti economici, con un potere significativo sul mercato e sulle politiche alimentari. La pubblicità, rivolta soprattutto ai bambini, contribuì a creare una cultura alimentare incentrata su snack, bibite zuccherate e pasti pronti.

Il XXI Secolo: Consapevolezza e Resistenza

Con l'inizio del XXI secolo, la consapevolezza dei consumatori sui rischi associati ai cibi ultraprocessati iniziò a crescere. Questa maggiore attenzione portò a una serie di cambiamenti nel settore alimentare e nelle abitudini di consumo.

1. **Anni 2000**: L'emergere di studi scientifici che collegavano il consumo di cibi ultraprocessati a problemi di salute come l'obesità, il diabete di tipo 2 e le malattie cardiovascolari ha portato a un aumento della consapevolezza tra i consumatori. Movimenti come il "cibo slow" e il ritorno ai prodotti biologici e locali hanno guadagnato popolarità.
2. **Anni 2010 e oltre**: Le richieste di trasparenza e regolamentazione più severe nel settore alimentare sono cresciute. Le etichette dei prodotti sono

diventate più dettagliate, e molte aziende hanno iniziato a ridurre l'uso di additivi artificiali e a promuovere prodotti più naturali. Tuttavia, i cibi ultraprocessati continuano a dominare il mercato, in parte grazie alla loro convenienza e ai costi relativamente bassi.

Impatto della Tecnologia e dell'Innovazione

L'evoluzione dei cibi ultraprocessati è stata fortemente influenzata dai progressi tecnologici. L'automazione, l'innovazione nella chimica degli alimenti e le nuove tecniche di produzione hanno permesso di creare prodotti sempre più sofisticati e attraenti.

1. **Automazione e produzione di massa**: Le linee di produzione automatizzate hanno ridotto i costi di produzione e aumentato la capacità di soddisfare la domanda globale. Questa efficienza ha reso i cibi ultraprocessati accessibili a un'ampia fascia della popolazione.
2. **Chimica degli alimenti**: La capacità di manipolare i componenti alimentari a livello molecolare ha permesso la creazione di prodotti con caratteristiche specifiche, come la texture croccante o la durata di conservazione estesa, senza compromettere la sicurezza alimentare.
3. **Tecniche di confezionamento avanzate**: L'evoluzione del confezionamento, inclusi materiali che prolungano la freschezza e tecniche di imballaggio sottovuoto, ha migliorato ulteriormente la durata di conservazione e la sicurezza dei cibi ultraprocessati.

La storia dei cibi ultraprocessati è un viaggio attraverso l'innovazione tecnologica, le trasformazioni sociali e le dinamiche economiche. Questi alimenti, nonostante la loro praticità e il loro fascino irresistibile, costituiscono una sfida considerevole per il benessere pubblico. Scoprire le radici di questa diffusione e comprendere i meccanismi dietro la loro popolarità può guidarci verso decisioni più consapevoli e promuovere uno stile alimentare più salutare.

CAPITOLO 2: GLI INGREDIENTI NASCOSTI NEI CIBI ULTRAPROCESSATI

ADDITIVI ALIMENTARI COMUNI (CONSERVANTI, COLORANTI, AROMI ARTIFICIALI)

Nel mondo dei cibi ultraprocessati, gli additivi alimentari giocano un ruolo centrale. Questi composti chimici vengono aggiunti agli alimenti per migliorare la conservazione, l'aspetto, il sapore e la consistenza. È essenziale comprendere la natura e gli effetti degli additivi alimentari per aiutare i consumatori a fare scelte più consapevoli. In questo approfondimento, esploreremo i principali tipi di additivi - conservanti, coloranti e aromi artificiali - e il loro impatto sulla salute.

Conservanti

I conservanti sono sostanze aggiunte agli alimenti per prevenire il deterioramento causato da microrganismi come batteri, lieviti e muffe. La loro funzione principale è prolungare la durata di conservazione degli alimenti, mantenendo la sicurezza e la qualità del prodotto.

1. **Solfiti**: I solfiti, come il biossido di zolfo (E220), vengono utilizzati per prevenire l'ossidazione e lo scolorimento di alimenti come frutta secca, vino e prodotti da forno. Sebbene generalmente sicuri per la maggior parte delle persone, possono causare reazioni allergiche in individui sensibili, specialmente quelli con asma.
2. **Nitrati e nitriti**: Utilizzati principalmente nella conservazione delle carni, come salsicce e salumi, i nitrati (E251) e i nitriti (E250) inibiscono la crescita di batteri pericolosi, come il Clostridium botulinum. Tuttavia, l'eccessivo consumo di nitrati e nitriti è stato collegato alla formazione di nitrosammine, composti potenzialmente cancerogeni.
3. **Acido benzoico e benzoati**: L'acido benzoico (E210) e i suoi sali, come il benzoato di sodio (E211), sono utilizzati in bevande analcoliche, succhi di frutta e condimenti per prevenire la crescita di lieviti e muffe. Anche se generalmente considerati sicuri, alcuni studi suggeriscono una possibile associazione con iperattività nei bambini.

Coloranti

I coloranti alimentari sono sostanze aggiunte agli alimenti per migliorare o ripristinare il colore. Possono essere di origine naturale o sintetica. Sebbene molti coloranti siano considerati sicuri, alcuni possono avere effetti negativi sulla salute.

1. **Coloranti naturali**: Derivati da fonti naturali come piante, animali e minerali, i coloranti naturali includono la curcumina (E100), estratta dalla curcuma, e la carminio (E120), ottenuta da insetti. Questi coloranti sono generalmente considerati sicuri, anche se possono causare reazioni allergiche in individui sensibili.
2. **Coloranti sintetici**: Prodotti chimicamente, i coloranti sintetici come la tartrazina (E102), il rosso allura (E129) e il giallo chinolina (E104) sono ampiamente utilizzati in dolci, bevande e snack. Alcuni studi hanno suggerito un legame tra i coloranti sintetici e problemi comportamentali nei bambini, come l'iperattività, sebbene le prove non siano definitive.
3. **Caramello**: Il caramello (E150) è un colorante naturale ottenuto dalla cottura dello zucchero. Viene utilizzato in una vasta gamma di prodotti, tra cui bibite gassate e salse. Alcune forme di caramello, come il caramello E150c, possono contenere 4-metilimidazolo, un composto potenzialmente cancerogeno.

Aromi Artificiali

Gli aromi artificiali sono sostanze chimiche utilizzate per conferire un sapore specifico agli alimenti. Questi aromi possono imitare il gusto di ingredienti naturali o creare nuovi sapori non presenti in natura.

1. **Aromi identici a quelli naturali**: Questi aromi sono composti chimici sintetici che sono chimicamente identici ai composti presenti negli alimenti naturali. Un esempio è la vanillina, utilizzata per conferire il sapore di vaniglia. Sebbene siano considerati sicuri, alcuni studi suggeriscono che potrebbero non fornire gli stessi benefici nutrizionali degli aromi naturali.
2. **Aromi artificiali**: Composti sintetici non presenti in natura, come l'etilvanillina, sono utilizzati per creare sapori unici o intensificare quelli esistenti. La sicurezza degli aromi artificiali è generalmente garantita dalle autorità di regolamentazione, ma il loro uso a lungo termine e l'effetto cocktail (combinazione di più additivi) sono ancora oggetto di studio.
3. **Glutammato monosodico (MSG)**: Il glutammato monosodico (E621) è un esaltatore di sapidità utilizzato in una vasta gamma di alimenti, dai piatti pronti alle salse. Sebbene la maggior parte delle persone non abbia reazioni avverse al MSG, alcune possono sperimentare sintomi come mal di testa e sudorazione, una condizione nota come "sindrome del ristorante cinese".

Effetti sulla Salute degli Additivi Alimentari

Sebbene molti additivi alimentari siano considerati sicuri quando utilizzati entro i limiti approvati, esistono preoccupazioni riguardo al loro consumo a lungo termine e alla possibile interazione tra vari additivi. Alcuni studi hanno suggerito che un'elevata esposizione agli additivi potrebbe contribuire a problemi di salute come allergie, disturbi gastrointestinali e alterazioni comportamentali nei bambini. È quindi essenziale monitorare l'assunzione di additivi e preferire, quando possibile, alimenti freschi e minimamente processati.

Strategie per Evitare gli Additivi Alimentari

Evitare completamente gli additivi alimentari può essere difficile, ma ci sono diverse strategie che i consumatori possono adottare per ridurre la loro esposizione:

1. **Leggere attentamente le etichette**: Familiarizzarsi con i nomi e i codici degli additivi più comuni può aiutare a identificare e evitare prodotti che ne contengono grandi quantità.
2. **Scegliere alimenti freschi e non processati**: Privilegiare frutta, verdura, carne, pesce e cereali integrali non trasformati può ridurre significativamente l'assunzione di additivi alimentari.
3. **Cucinare a casa**: Preparare i pasti a casa utilizzando ingredienti freschi consente di avere un controllo maggiore sugli additivi presenti nei cibi.
4. **Optare per prodotti biologici**: Gli alimenti biologici tendono a contenere meno additivi rispetto ai prodotti convenzionali, poiché le normative sull'uso degli additivi negli alimenti biologici sono generalmente più restrittive.

Gli additivi alimentari sono una componente onnipresente nei cibi ultraprocessati e svolgono un ruolo fondamentale nella conservazione, nel miglioramento dell'aspetto e del sapore degli alimenti. Tuttavia, è essenziale essere consapevoli dei potenziali effetti sulla salute di un consumo eccessivo di additivi e adottare strategie per limitarne l'assunzione.

ZUCCHERI NASCOSTI E DOLCIFICANTI ARTIFICIALI

Il consumo di zuccheri e dolcificanti è diventato una componente centrale della dieta moderna, specialmente con la diffusione dei cibi ultraprocessati. È cruciale far luce sui rischi associati agli zuccheri nascosti e ai dolcificanti artificiali e su come questi elementi possano influenzare negativamente la salute. Analizzeremo la diffusione degli zuccheri nascosti negli alimenti ultraprocessati, le varie tipologie di dolcificanti artificiali, e gli effetti di entrambi sulla nostra salute.

Zuccheri Nascosti

Gli zuccheri nascosti sono zuccheri aggiunti agli alimenti durante la lavorazione, ma che non sono facilmente riconoscibili dai consumatori perché non appaiono esplicitamente come "zucchero" nelle etichette nutrizionali. Questi zuccheri possono avere molteplici nomi e forme, e la loro presenza è spesso mascherata all'interno di ingredienti insospettabili.

1. **Fonti comuni di zuccheri nascosti**: Gli zuccheri nascosti si trovano in una vasta gamma di prodotti alimentari, tra cui bevande zuccherate, snack confezionati, cereali per la colazione, salse, yogurt aromatizzati, pane confezionato e molti altri cibi ultraprocessati.
2. **Nomi alternativi dello zucchero**: Oltre al termine "zucchero", gli zuccheri nascosti possono essere elencati con nomi come sciroppo di mais ad alto contenuto di fruttosio, saccarosio, destrosio, maltosio, sciroppo di glucosio, miele, melassa, succo di frutta concentrato, e molti altri. Questa varietà di denominazioni rende difficile per i consumatori identificare la quantità totale di zuccheri aggiunti negli alimenti.
3. **Effetti sulla salute**: Il consumo eccessivo di zuccheri aggiunti è stato associato a numerosi problemi di salute, tra cui obesità, diabete di tipo 2, malattie cardiovascolari, carie dentale e sindrome metabolica. Gli zuccheri nascosti contribuiscono significativamente all'apporto calorico

giornaliero senza fornire nutrienti essenziali, portando a un aumento del rischio di sviluppare queste condizioni.

Dolcificanti Artificiali

I dolcificanti artificiali sono composti chimici utilizzati per sostituire lo zucchero in molti alimenti e bevande, fornendo dolcezza senza le calorie associate agli zuccheri naturali. Sebbene siano spesso promossi come alternative salutari, l'uso di dolcificanti artificiali è controverso e richiede una valutazione attenta.

1. Tipologie di Dolcificanti Artificiali:

- **Aspartame**: Utilizzato in bevande dietetiche, yogurt e prodotti da forno, l'aspartame è circa 200 volte più dolce dello zucchero. È uno dei dolcificanti artificiali più studiati, ma resta al centro di dibattiti riguardanti la sua sicurezza a lungo termine.
- **Saccarina**: Una delle prime alternative allo zucchero, la saccarina è circa 300-400 volte più dolce dello zucchero. Nonostante studi passati che suggerivano un legame con il cancro, è stata successivamente ritenuta sicura dalle principali autorità sanitarie.
- **Sucralosio**: Conosciuto anche come Splenda, il sucralosio è circa 600 volte più dolce dello zucchero ed è stabile alle alte temperature, rendendolo adatto alla cottura e alla cottura al forno.
- **Acesulfame K**: Spesso utilizzato in combinazione con altri dolcificanti, l'acesulfame K è circa 200 volte più dolce dello zucchero e stabile al calore.

2. Effetti sulla Salute:

- **Metabolismo e controllo del peso**: Sebbene i dolcificanti artificiali siano promossi come strumenti per il controllo del peso, alcuni studi suggeriscono che il loro uso potrebbe alterare le risposte metaboliche e l'appetito, portando potenzialmente a un aumento del peso corporeo.
- **Salute intestinale**: Alcune ricerche indicano che i dolcificanti artificiali possono influenzare negativamente il microbiota intestinale, alterando la composizione dei batteri benefici e potenzialmente contribuendo a problemi gastrointestinali e metabolici.
- **Rischio di malattie croniche**: L'uso prolungato di dolcificanti artificiali è stato associato a un rischio aumentato di alcune malattie croniche, sebbene i dati siano spesso inconcludenti e necessitino di ulteriori ricerche.

Strategie per Riconoscere e Evitare Zuccheri Nascosti e Dolcificanti Artificiali

Adottare strategie efficaci per ridurre il consumo di zuccheri nascosti e dolcificanti artificiali può migliorare significativamente la qualità della dieta e la salute complessiva. Ecco alcuni consigli pratici:

1. **Leggere le etichette nutrizionali**: Imparare a interpretare le etichette nutrizionali e riconoscere i vari nomi degli zuccheri aggiunti e dei dolcificanti artificiali è fondamentale. Controllare la lista degli ingredienti e la quantità totale di zuccheri per porzione può aiutare a fare scelte più informate.
2. **Preferire alimenti freschi e integrali**: Consumare cibi freschi e minimamente processati riduce l'esposizione agli zuccheri nascosti e ai dolcificanti artificiali. Frutta, verdura, cereali integrali, legumi, carne e pesce freschi sono opzioni salutari che non contengono additivi indesiderati.
3. **Preparare i pasti a casa**: Cucinare a casa utilizzando ingredienti freschi e naturali permette di controllare la quantità di zucchero e dolcificanti nei pasti. Evitare i condimenti e le salse preconfezionate, spesso ricchi di zuccheri nascosti, e preparare versioni fatte in casa può fare una grande differenza.
4. **Limitare il consumo di bevande zuccherate e dietetiche**: Le bevande zuccherate sono una delle principali fonti di zuccheri aggiunti nella dieta. Sostituirle con acqua, tè non zuccherato o infusi di erbe è una scelta salutare. Anche le bevande dietetiche contenenti dolcificanti artificiali dovrebbero essere consumate con moderazione.
5. **Scegliere dolcificanti naturali**: Optare per dolcificanti naturali come miele, sciroppo d'acero, stevia e zucchero di cocco può essere una scelta migliore rispetto ai dolcificanti artificiali, sebbene sia importante consumarli con moderazione per evitare un eccesso di zuccheri nella dieta.

La presenza di zuccheri nascosti e dolcificanti artificiali nei cibi ultraprocessati rappresenta una sfida significativa per la salute pubblica. Sebbene possano migliorare il gusto e la conservazione degli alimenti, i loro effetti negativi sulla salute richiedono attenzione e consapevolezza da parte dei consumatori. È imperativo offrire informazioni cristalline e basate su solide evidenze scientifiche per aiutarvi a compiere scelte alimentari più illuminate e benefiche.

GRASSI TRANS E OLI IDROGENATI

Nel panorama degli alimenti ultraprocessati, i grassi trans e gli oli idrogenati rappresentano alcuni degli ingredienti più preoccupanti per la salute. È importante educare i consumatori sui pericoli connessi a determinati tipi di grassi, spiegando come riconoscerli e evitarli. In questo capitolo, esploreremo la natura dei grassi trans e degli oli idrogenati, il loro impatto sulla salute e le tattiche per ridurne l'assunzione.

Cos'è l'Idrogenazione?

L'idrogenazione è un processo chimico utilizzato per trasformare gli oli liquidi in grassi solidi o semi-solidi. Questo processo comporta l'aggiunta di atomi di idrogeno agli acidi grassi insaturi presenti negli oli vegetali, rendendoli più stabili e aumentando la loro durata di conservazione. Esistono due tipi di idrogenazione:

1. **Idrogenazione parziale**: Questo processo produce grassi trans, che hanno proprietà fisiche simili ai grassi saturi ma sono particolarmente dannosi per la salute. I grassi trans non si trovano naturalmente in grandi quantità negli alimenti e sono il risultato diretto dell'idrogenazione parziale.
2. **Idrogenazione completa**: Questo processo converte tutti gli acidi grassi insaturi in grassi saturi, senza produrre grassi trans. Gli oli completamente idrogenati sono meno comuni e meno dannosi rispetto ai grassi trans, ma aumentano comunque l'apporto di grassi saturi nella dieta.

Grassi Trans

I grassi trans sono acidi grassi insaturi con una configurazione chimica specifica che li rende particolarmente nocivi. Sono stati ampiamente utilizzati nell'industria alimentare per le loro proprietà di conservazione e per migliorare la consistenza e il sapore dei prodotti.

1. Fonti Ccomuni di Grassi Trans: I grassi trans si trovano principalmente in margarine, prodotti da forno commerciali (come biscotti, torte e croissant), snack confezionati, cibi fritti e alcuni tipi di fast food. Possono essere presenti anche in alcuni prodotti lattiero-caseari e carni, ma in quantità molto ridotte rispetto ai prodotti ultraprocessati.

2. Effetti sulla Salute:

- **Malattie cardiovascolari**: I grassi trans aumentano i livelli di colesterolo LDL (il colesterolo "cattivo") e riducono i livelli di colesterolo HDL (il colesterolo "buono"), aumentando il rischio di malattie cardiovascolari. Il loro consumo è stato associato a un aumento del rischio di infarto, ictus e altre patologie cardiache.
- **Infiammazione**: I grassi trans possono promuovere l'infiammazione nel corpo, contribuendo a una serie di malattie croniche come il diabete di tipo 2, l'obesità e alcune forme di cancro.
- **Sindrome metabolica**: L'assunzione di grassi trans è stata collegata a un aumento del rischio di sviluppare sindrome metabolica, un insieme di condizioni che include l'ipertensione, l'iperglicemia, l'eccesso di grasso addominale e livelli anormali di colesterolo e trigliceridi.

Oli Idrogenati

Gli oli idrogenati, specialmente quelli parzialmente idrogenati, sono una fonte primaria di grassi trans nella dieta. La loro stabilità e il basso costo li rendono attraenti per l'industria alimentare, ma il loro consumo ha gravi implicazioni per la salute.

1. **Utilizzo nell'industria alimentare**: Gli oli idrogenati sono utilizzati per prolungare la durata di conservazione dei prodotti alimentari e migliorare la loro consistenza. Sono comuni in prodotti da forno, margarine, creme spalmabili, snack confezionati e cibi fritti.
2. **Etichettatura e regolamentazione**: La consapevolezza dei rischi associati ai grassi trans ha portato a regolamentazioni più severe in molti paesi. Negli Stati Uniti, ad esempio, la FDA ha revocato il riconoscimento generale della sicurezza (GRAS) per gli oli parzialmente idrogenati nel 2015, vietandone l'uso negli alimenti a partire dal 2018. In molti paesi europei, esistono limiti stringenti sulla quantità di grassi trans permessi negli alimenti.

Effetti a Lungo Termine dei Grassi Trans e degli Oli Idrogenati

Il consumo prolungato di grassi trans e oli idrogenati è associato a numerosi effetti negativi sulla salute. Oltre ai rischi cardiovascolari e infiammatori, l'esposizione a lungo termine può influenzare vari aspetti della salute metabolica e aumentare il rischio di malattie croniche.

1. **Obesità**: I grassi trans possono contribuire all'accumulo di grasso viscerale, un tipo di grasso corporeo associato a un rischio maggiore di malattie cardiache e metaboliche.
2. **Resistenza all'insulina**: Il consumo di grassi trans può peggiorare la sensibilità all'insulina, aumentando il rischio di sviluppare diabete di tipo 2.
3. **Rischio di cancro**: Alcuni studi suggeriscono che i grassi trans possono aumentare il rischio di certi tipi di cancro, sebbene siano necessarie ulteriori ricerche per confermare questi collegamenti.

Strategie per Evitare i Grassi Trans e gli Oli Idrogenati

Ridurre l'assunzione di grassi trans e oli idrogenati è cruciale per migliorare la salute. Ecco alcune strategie pratiche per evitarli:

1. **Leggere le etichette**: Verificare la presenza di "oli parzialmente idrogenati" nella lista degli ingredienti. Anche se l'etichetta nutrizionale riporta "0 grammi di grassi trans", il prodotto può contenerne piccole quantità (meno di 0,5 grammi per porzione).
2. **Scegliere grassi sani**: Utilizzare oli vegetali non idrogenati come olio d'oliva, olio di avocado, olio di cocco e olio di semi di lino. Questi oli sono ricchi di grassi insaturi benefici per la salute.
3. **Evitare cibi fritti e prodotti da forno industriali**: Limitare il consumo di alimenti fritti, snack confezionati e prodotti da forno commerciali. Preparare questi alimenti a casa con ingredienti freschi e sani è una scelta migliore.
4. **Optare per margarine senza grassi trans**: Se si utilizza la margarina, scegliere quelle che dichiarano esplicitamente di non contenere grassi trans. Molti produttori hanno modificato le loro formule per eliminare i grassi trans.
5. **Consumare alimenti integrali e non processati**: Privilegiare frutta, verdura, cereali integrali, legumi, carne magra e pesce fresco. Questi alimenti non contengono grassi trans e sono ricchi di nutrienti essenziali.

I grassi trans e gli oli idrogenati sono come avversari nascosti nel mondo alimentare, minacciando la nostra salute con una vasta gamma di malattie croniche e condizioni sfavorevoli. Optare per una dieta ricca di cibi freschi e naturali, e fare scelte oculate quando si acquistano prodotti confezionati, può fare la differenza nella nostra salute e ridurre il rischio di malattie.

ALTRI INGREDIENTI ARTIFICIALI E IL LORO IMPATTO SULLA SALUTE

Oltre ai grassi trans, zuccheri nascosti e dolcificanti artificiali, gli alimenti ultraprocessati contengono spesso una miriade di altri ingredienti artificiali. Questi includono conservanti, coloranti, aromi artificiali, emulsionanti, stabilizzanti e altri additivi chimici progettati per migliorare la durata, l'aspetto e il sapore dei prodotti alimentari. È fondamentale che i consumatori comprendano gli effetti potenziali di questi ingredienti sulla salute. In queste pagine, esploreremo i principali tipi di ingredienti artificiali comunemente presenti nei cibi ultraprocessati e il loro impatto sulla salute umana.

Conservanti

I conservanti sono sostanze chimiche aggiunte agli alimenti per prevenire la crescita di microrganismi e prolungare la durata di conservazione. Sebbene siano essenziali per evitare il deterioramento degli alimenti e le malattie alimentari, alcuni conservanti possono avere effetti negativi sulla salute.

1. Nitriti e Nitrati (E249-E252):

- **Utilizzo**: Utilizzati principalmente in carni lavorate come prosciutto, salame e salsicce, i nitriti e nitrati prevengono la crescita di batteri patogeni e conferiscono un colore rosato ai prodotti.
- **Impatto sulla salute**: Possono formare nitrosamine, composti cancerogeni, nel corpo umano. Il consumo eccessivo di carni lavorate contenenti nitriti e nitrati è stato associato a un aumento del rischio di cancro al colon e allo stomaco.

2. Solfiti (E220-E228):

- **Utilizzo**: Utilizzati come conservanti in vini, frutta secca, conserve e succhi di frutta per prevenire l'ossidazione e la crescita microbica.
- **Impatto sulla salute**: Possono causare reazioni allergiche in individui sensibili, inclusi attacchi d'asma e reazioni cutanee. Alcuni studi suggeriscono che i solfiti possano interferire con l'assorbimento di alcune vitamine del gruppo B.

3. Benzoati (E210-E213):

- **Utilizzo**: Utilizzati in bevande analcoliche, succhi di frutta e prodotti da forno per prevenire la crescita di lieviti e muffe.
- **Impatto sulla salute**: L'acido benzoico e i suoi sali possono causare reazioni allergiche in alcune persone e, in combinazione con la vitamina C, possono formare benzene, una sostanza cancerogena.

Coloranti Artificiali

I coloranti artificiali sono utilizzati per migliorare l'aspetto visivo degli alimenti. Tuttavia, alcuni coloranti sintetici sono stati collegati a problemi di salute, soprattutto nei bambini.

1. Tartrazina (E102):

- **Utilizzo**: Utilizzato in bevande gassate, dolciumi, snack e prodotti da forno per conferire un colore giallo.
- **Impatto sulla salute**: Associata a reazioni allergiche e iperattività nei bambini. Alcuni studi suggeriscono un legame con problemi di comportamento e attenzione.

2. Rosso Allura AC (E129):

- **Utilizzo**: Utilizzato in bevande, dolciumi, cereali per la colazione e prodotti da forno per conferire un colore rosso.
- **Impatto sulla salute**: Studi sugli animali hanno evidenziato potenziali effetti cancerogeni. È stato anche collegato a reazioni allergiche e iperattività nei bambini.

3. Blu Brillante FCF (E133):

- **Utilizzo**: Utilizzato in bevande, dolciumi e prodotti da forno per conferire un colore blu.
- **Impatto sulla salute**: Alcuni studi hanno suggerito una possibile correlazione con problemi di salute come allergie e iperattività nei bambini.

Aromi Artificiali

Gli aromi artificiali sono utilizzati per imitare i sapori naturali e migliorare il gusto dei prodotti alimentari. Possono essere costituiti da una singola sostanza chimica o da una combinazione di più sostanze.

1. Vanillina:

- **Utilizzo**: Utilizzata per conferire un sapore di vaniglia in prodotti da forno, dolci, bevande e gelati.
- **Impatto sulla salute**: Sebbene generalmente considerata sicura, alcune persone possono sviluppare sensibilità o allergie alla vanillina sintetica.

2. Diacetile:

- **Utilizzo**: Utilizzato per conferire un sapore di burro in popcorn al microonde, margarine e prodotti da forno.
- **Impatto sulla salute**: L'esposizione a lungo termine al diacetile può causare bronchiolite obliterante, una malattia polmonare grave. L'inalazione durante la produzione ha mostrato rischi particolari per i lavoratori dell'industria alimentare.

Emulsionanti e Stabilizzanti

Gli emulsionanti e stabilizzanti sono aggiunti per migliorare la consistenza e la stabilità dei prodotti alimentari. Possono prevenire la separazione degli ingredienti e migliorare la texture dei cibi ultraprocessati.

1. Lecitina (E322):

- **Utilizzo**: Utilizzata in cioccolato, margarine, prodotti da forno e latticini per stabilizzare le emulsioni.
- **Impatto sulla salute**: Generalmente considerata sicura, ma alcune persone possono avere reazioni allergiche, specialmente se derivata da soia o uova.

2. Carbossimetilcellulosa (E466):

- **Utilizzo**: Utilizzata in gelati, salse, prodotti da forno e bevande per migliorare la consistenza e stabilizzare le emulsioni.
- **Impatto sulla salute**: Alcuni studi suggeriscono che possa influenzare negativamente il microbiota intestinale e aumentare l'infiammazione intestinale.

3. Mono e Digliceridi degli Acidi Grassi (E471):

- **Utilizzo**: Utilizzati in prodotti da forno, margarine, gelati e dolci per migliorare la texture e stabilizzare le emulsioni.
- **Impatto sulla salute**: Sebbene considerati sicuri, possono contenere tracce di grassi trans se derivati da oli parzialmente idrogenati.

Additivi Controversi e Potenziali Rischi

Oltre ai conservanti, coloranti, aromi artificiali, emulsionanti e stabilizzanti, esistono altri additivi controversi utilizzati nei cibi ultraprocessati.

1. Glutammato Monosodico (MSG, E621):

- **Utilizzo**: Utilizzato per esaltare il sapore in zuppe, salse, snack salati e piatti pronti.
- **Impatto sulla salute**: Sebbene generalmente considerato sicuro, alcune persone riportano sintomi come mal di testa, nausea e sudorazione dopo il consumo di grandi quantità di MSG. Questo insieme di sintomi è noto come "sindrome del ristorante cinese".

2. Solfato di Alluminio (E520):

- **Utilizzo**: Utilizzato come agente lievitante in alcuni prodotti da forno.
- **Impatto sulla salute**: L'esposizione prolungata a quantità elevate di alluminio può essere neurotossica e è stata associata a malattie neurodegenerative come l'Alzheimer.

3. Butilidrossianisolo (BHA, E320) e Butilidrossitoluene (BHT, E321):

- **Utilizzo**: Utilizzati come antiossidanti in snack confezionati, gomme da masticare, patatine e altri prodotti grassi per prevenire l'irrancidimento.
- **Impatto sulla salute**: Alcuni studi sugli animali hanno suggerito che BHA e BHT possano essere cancerogeni e interferire con il sistema endocrino, ma ulteriori ricerche sono necessarie per comprendere il loro impatto sugli esseri umani.

Strategie per Evitare Ingredienti Artificiali

Ridurre l'esposizione agli ingredienti artificiali è possibile attraverso una serie di strategie pratiche:

1. **Leggere attentamente le etichette**: Imparare a identificare gli additivi artificiali nelle liste degli ingredienti. Molti additivi sono indicati con i loro nomi chimici o con codici E.
2. **Optare per alimenti freschi e integrali**: Consumare cibi freschi e minimamente processati come frutta, verdura, cereali integrali, legumi, carne e pesce fresco. Questi alimenti sono privi di additivi artificiali e ricchi di nutrienti essenziali.
3. **Preparare i pasti a casa**: Cucinare a casa utilizzando ingredienti freschi permette di controllare gli ingredienti e ridurre l'uso di additivi artificiali. Evitare condimenti e salse preconfezionate che possono contenere molti additivi.
4. **Scegliere prodotti biologici**: Gli alimenti biologici sono meno probabilità di contenere additivi artificiali, poiché le norme biologiche limitano l'uso di molti conservanti, coloranti e aromi artificiali.

5. **Preferire alimenti con etichette chiare e trasparenti**: Scegliere prodotti
   con liste di ingredienti semplici e facilmente comprensibili. Evitare
   prodotti con lunghe liste di additivi e ingredienti artificiali.

I componenti artificiali sparsi nei cibi ultraprocessati possono lasciare un'impronta significativa sulla nostra salute. Anche se in piccole quantità molti di questi additivi sono considerati innocui, l'esposizione continua nel tempo può comportare rischi insidiosi. È importante che comprendiamo insieme come questi ingredienti possono impattare la nostra salute nel lungo periodo. Per questo motivo, voglio condividere con voi alcuni consigli su come riconoscere, limitare l'assunzione di questi elementi e promuovere una dieta fondata su alimenti freschi e genuini.

CAPITOLO 3: COME RICONOSCERE I CIBI ULTRAPROCESSATI

LETTURA DELLE ETICHETTE NUTRIZIONALI

Decifrare le etichette dei cibi è un po' come risolvere un enigma, ma non preoccupatevi, sono qui per darvi una mano! È importante che capiate bene cosa c'è scritto sulle confezioni dei vostri alimenti preferiti. Insieme, esploreremo ogni riga e ogni valore nutrizionale, imparando a riconoscere quegli ingredienti che potrebbero nascondere qualche insidia per la vostra salute. Preparatevi a diventare degli esperti detective dell'alimentazione!

Struttura delle Etichette Nutrizionali

Le etichette nutrizionali sono progettate per fornire informazioni chiave sui contenuti nutrizionali di un alimento. Ecco le principali sezioni che troverai su una tipica etichetta:

1. Dichiarazione Nutrizionale:

- **Porzione**: La quantità di cibo che costituisce una singola porzione e il numero di porzioni per confezione.
- **Calorie**: L'apporto calorico per porzione.
- **Macronutrienti**: Informazioni su grassi totali, grassi saturi, grassi trans, colesterolo, sodio, carboidrati totali, fibre alimentari, zuccheri totali, zuccheri aggiunti e proteine.
- **Micronutrienti**: Vitamine e minerali, spesso espressi come percentuale del valore giornaliero (% DV).

2. Lista degli Ingredienti:

- Elenco degli ingredienti in ordine decrescente di peso.

3. Informazioni Aggiuntive:

- Dichiarazioni nutrizionali e di salute, come "senza grassi trans" o "a basso contenuto di sodio".

Decifrare la Dichiarazione Nutrizionale

La dichiarazione nutrizionale fornisce una panoramica rapida del contenuto di nutrienti di un alimento. Comprendere queste informazioni è cruciale per valutare la qualità nutrizionale di un prodotto.

1. Porzione e Calorie:

- **Porzione**: Controllare sempre la dimensione della porzione. Molti pacchetti contengono più di una porzione, quindi è importante moltiplicare le informazioni nutrizionali per il numero di porzioni effettivamente consumate.
- **Calorie**: Le calorie indicano l'energia fornita dal cibo. Mentre le calorie non sono l'unico indicatore della qualità nutrizionale, è utile monitorarne l'assunzione per mantenere un equilibrio energetico.

2. Grassi Totali, Saturi e Trans:

- **Grassi totali**: Comprendono tutti i tipi di grassi presenti nell'alimento. È importante distinguere tra grassi saturi e insaturi.
- **Grassi saturi**: Associati a un aumento del rischio di malattie cardiovascolari. È consigliabile limitarne l'assunzione.
- **Grassi trans**: Questi grassi sono particolarmente nocivi e dovrebbero essere evitati il più possibile.

3. Colesterolo e Sodio:

- **Colesterolo**: Alcuni studi suggeriscono che un'elevata assunzione di colesterolo possa aumentare il rischio di malattie cardiache. Tuttavia, la ricerca recente indica che il colesterolo alimentare ha un impatto minore sul colesterolo ematico rispetto ai grassi saturi e trans.
- **Sodio**: Un'elevata assunzione di sodio è associata a ipertensione e malattie cardiovascolari. Si consiglia di mantenere l'assunzione di sodio al di sotto dei 2.300 mg al giorno.

4. Carboidrati Totali, Fibre e Zuccheri:

- **Carboidrati totali**: Includono zuccheri, fibre e amidi.
- **Fibre alimentari**: Fondamentali per la salute digestiva e la regolazione dei livelli di zucchero nel sangue. Una dieta ricca di fibre è associata a un minor rischio di malattie croniche.
- **Zuccheri totali e zuccheri aggiunti**: Gli zuccheri totali includono quelli naturalmente presenti e quelli aggiunti. Gli zuccheri aggiunti dovrebbero essere limitati per ridurre il rischio di obesità, diabete e malattie cardiache.

5. Proteine:

- **Proteine**: Essenziali per la crescita, la riparazione e il mantenimento dei tessuti corporei. Valutare la qualità e la quantità delle proteine può aiutare a mantenere un equilibrio nutrizionale adeguato.

6. Vitamine e Minerali:

- **Micronutrienti**: La presenza di vitamine e minerali come vitamina D, calcio, ferro e potassio è importante per la salute generale. La percentuale del valore giornaliero (% DV) indica quanto una porzione contribuisce all'apporto giornaliero raccomandato.

Interpretare la Lista degli Ingredienti

La lista degli ingredienti è un'altra parte cruciale dell'etichetta nutrizionale. Gli ingredienti sono elencati in ordine decrescente di peso, quindi i primi elementi nella lista sono quelli presenti in maggiore quantità.

1. Ingredienti Artificiali e Additivi:

- **Conservanti**: Come nitriti, nitrati, solfiti e benzoati. Questi ingredienti possono avere effetti negativi sulla salute e dovrebbero essere limitati.
- **Coloranti e aromi artificiali**: Come tartrazina, rosso allura AC, vanillina e diacetile. Possono essere associati a reazioni allergiche e altri problemi di salute.
- **Emulsionanti e stabilizzanti**: Come lecitina, carbossimetilcellulosa e mono e digliceridi degli acidi grassi. Possono influenzare negativamente il microbiota intestinale e aumentare l'infiammazione.

2. Zuccheri Nascosti e Dolcificanti Artificiali:

- **Zuccheri nascosti**: Spesso indicati con nomi diversi come sciroppo di mais ad alto contenuto di fruttosio, destrosio, maltosio, saccarosio e altri.
- **Dolcificanti artificiali**: Come aspartame, sucralosio, acesulfame K e stevia. Sebbene spesso considerati sicuri, possono avere effetti collaterali e influenzare la percezione del gusto dolce.

3. Grassi e Oli:

- **Grassi trans e oli idrogenati**: Indicate come "oli parzialmente idrogenati" nella lista degli ingredienti. Evitarli completamente è consigliabile.
- **Grassi saturi**: Derivano spesso da ingredienti come l'olio di palma e il burro.

Informazioni Aggiuntive sull'Etichetta

Oltre alla dichiarazione nutrizionale e alla lista degli ingredienti, le etichette alimentari possono includere altre informazioni utili:

1. Dichiarazioni Nutrizionali e di Salute:

- **Claims**: Dichiarazioni come "senza grassi trans", "a basso contenuto di sodio" o "ricco di fibre". È importante verificare l'accuratezza di queste dichiarazioni confrontandole con la dichiarazione nutrizionale.

2. Certificazioni e Sigilli di Qualità:

- **Certificazioni biologiche**: Indicazioni come "biologico" o "organico" che possono indicare una minore presenza di additivi artificiali.
- **Sigilli di qualità**: Come quelli rilasciati da associazioni nutrizionali o enti di controllo alimentare, che possono garantire standard di qualità e sicurezza.

Strategie Pratiche per la Lettura delle Etichette

Ecco alcune strategie pratiche per migliorare la lettura delle etichette nutrizionali e fare scelte alimentari più consapevoli:

1. Focalizzarsi sugli Ingredienti Principali:

- Verificare i primi tre ingredienti per avere un'idea chiara della composizione dell'alimento.
- Evitare prodotti con lunghi elenchi di ingredienti, specialmente quelli con molti additivi chimici.

2. Confrontare i Prodotti:

- Confrontare etichette di prodotti simili per scegliere quello con un migliore profilo nutrizionale.
- Preferire prodotti con meno zuccheri aggiunti, grassi saturi e sodio.

3. Fare Attenzione alle Porzioni:

- Essere consapevoli della dimensione delle porzioni e adeguare le informazioni nutrizionali in base alla quantità effettivamente consumata.

4. Ricercare Ingredienti Sconosciuti:

- Utilizzare risorse online o app per identificare e comprendere gli additivi alimentari elencati nelle etichette.
- Evitare ingredienti sospetti o potenzialmente dannosi.

Leggere le etichette dei prodotti alimentari è come avere una mappa per navigare nel mondo della nutrizione. Ogni informazione lì contenuta è un tassello prezioso per capire cosa stiamo mettendo nel nostro corpo. Vi incoraggio a imparare questa competenza fondamentale, perché vi renderà più consapevoli delle vostre scelte alimentari. Insieme, possiamo decifrare i segreti nascosti dietro quegli elenchi di ingredienti e aiutare il vostro corpo a ottenere il carburante di cui ha bisogno per funzionare al meglio.

IDENTIFICAZIONE DEGLI INGREDIENTI SOSPETTI

Quando si tratta di scegliere alimenti sani e minimamente processati, leggere le etichette nutrizionali è solo l'inizio del viaggio. È altrettanto importante imparare a identificare quegli ingredienti sospetti che spesso si nascondono nei cibi ultraprocessati. Il mio obiettivo principale è aiutarvi a sviluppare una consapevolezza critica riguardo agli ingredienti nei prodotti che consumiamo ogni giorno. Insieme, esploreremo come riconoscere questi ingredienti sospetti e comprenderne l'impatto sulla nostra salute

1. Additivi Alimentari (Cosa sono e perché sono Usati):

Gli additivi alimentari sono sostanze aggiunte agli alimenti per migliorarne la conservazione, l'aspetto, il sapore o la consistenza. Sebbene molti additivi siano approvati dalle autorità sanitarie, alcuni possono avere effetti negativi sulla salute, specialmente se consumati in grandi quantità o per periodi prolungati.

- **Conservanti**: Utilizzati per aumentare la durata di conservazione degli alimenti prevenendo la crescita di microrganismi. I conservanti comuni includono nitrati e nitriti (presenti in carni lavorate) e BHA/BHT (usati in cereali e snack). L'assunzione eccessiva di questi conservanti è stata associata a problemi di salute come disturbi digestivi e, in alcuni studi, un aumentato rischio di cancro.
- **Coloranti Artificiali**: Aggiunti per migliorare l'aspetto visivo degli alimenti. Coloranti come il giallo tartrazina e il rosso allura sono spesso presenti in caramelle, bevande e prodotti da forno. Alcuni coloranti artificiali sono stati collegati a reazioni allergiche e iperattività nei bambini.
- **Aromi Artificiali**: Usati per conferire sapori specifici che non derivano naturalmente dagli ingredienti del prodotto. L'uso di aromi artificiali può

nascondere la scarsa qualità degli ingredienti di base e, in alcuni casi, causare reazioni allergiche o intolleranze.

2. Zuccheri Aggiunti e Dolcificanti Artificiali:

Gli zuccheri aggiunti sono uno degli ingredienti più comuni nei cibi ultraprocessati. Essi sono utilizzati per migliorare il sapore, aumentare la palatabilità e prolungare la conservazione.

- **Zuccheri Nascosti**: Spesso mascherati da nomi come sciroppo di mais ad alto fruttosio, destrosio, maltosio e zucchero invertito. L'eccessivo consumo di zuccheri aggiunti è stato associato a un aumento del rischio di obesità, diabete di tipo 2, malattie cardiovascolari e carie dentali.
- **Dolcificanti Artificiali**: Sostituti dello zucchero come aspartame, sucralosio e acesulfame K sono ampiamente utilizzati in bevande dietetiche e prodotti a basso contenuto calorico. Sebbene siano generalmente considerati sicuri, alcuni studi suggeriscono che possano alterare la flora intestinale e influenzare negativamente il metabolismo e la regolazione dell'appetito.

3. Grassi Trans e Oli Idrogenati:

I grassi trans, presenti in molti alimenti ultraprocessati, sono noti per i loro effetti negativi sulla salute cardiovascolare.

- **Grassi Trans**: Formati attraverso il processo di idrogenazione degli oli vegetali, sono spesso presenti in margarina, prodotti da forno industriali, snack confezionati e cibi fritti. Il consumo di grassi trans è strettamente legato a un aumento dei livelli di colesterolo LDL (cattivo) e a un rischio maggiore di malattie cardiache e ictus.
- **Oli Idrogenati**: Usati per migliorare la consistenza e prolungare la durata di conservazione degli alimenti. Anche questi oli possono contenere grassi trans e devono essere evitati il più possibile.

4. Emulsionanti, Stabilizzanti e Agenti di Carica:

Questi additivi sono utilizzati per migliorare la consistenza e la stabilità dei prodotti alimentari.

- **Emulsionanti**: Come la lecitina di soia e i mono- e digliceridi degli acidi grassi, sono utilizzati per prevenire la separazione degli ingredienti. Alcuni studi suggeriscono che gli emulsionanti possono alterare la barriera intestinale e contribuire a condizioni infiammatorie.
- **Stabilizzanti e Agenti di Carica**: Come la gomma xantana e la carragenina, sono aggiunti per mantenere la consistenza e aumentare il volume degli alimenti. Questi additivi possono causare disturbi gastrointestinali in individui sensibili.

5. Sale e Esaltatori di Sapore:

Il sale e gli esaltatori di sapore come il glutammato monosodico (MSG) sono usati per migliorare il gusto degli alimenti.

- **Sale**: Un eccessivo consumo di sale è legato a ipertensione e aumento del rischio di malattie cardiovascolari. Gli alimenti ultraprocessati spesso contengono quantità elevate di sale per migliorare il sapore e prolungare la conservazione.
- **Glutammato Monosodico (MSG)**: Utilizzato per esaltare il sapore umami in cibi confezionati, snack salati e piatti pronti. Alcune persone riferiscono sintomi come mal di testa e nausea dopo il consumo di MSG, sebbene la ricerca scientifica sia inconcludente.

Imparare a identificare gli ingredienti sospetti nei cibi ultraprocessati è fondamentale per fare scelte alimentari più consapevoli e migliorare la nostra salute a lungo termine. Leggere attentamente le etichette degli alimenti e conoscere le implicazioni dei vari additivi ci consente di evitare sostanze potenzialmente dannose e di optare per cibi più freschi e naturali.

Il mio consiglio è di preferire alimenti minimamente processati, preparati con ingredienti freschi e naturali. Evitare gli alimenti che contengono lunghi elenchi di ingredienti, molti dei quali difficili da pronunciare, è un passo importante verso una dieta più sana. La consapevolezza è il primo passo verso il cambiamento, e ogni scelta alimentare informata che facciamo contribuisce a costruire una base solida per la nostra salute e il nostro benessere a lungo termine.

IMPORTANZA DELLA LISTA DEGLI INGREDIENTI RISPETTO AI VALORI NUTRIZIONALI

Nell'ambito della nutrizione e della dietetica, comprendere a fondo la composizione degli alimenti che consumiamo è essenziale per mantenere una buona salute. Molti consumatori tendono a concentrarsi esclusivamente sui valori nutrizionali riportati sull'etichetta, come calorie, grassi, proteine e carboidrati, trascurando la lista degli ingredienti. Tuttavia, è proprio questa lista che spesso rivela la vera qualità dell'alimento e la presenza di ingredienti potenzialmente dannosi. In questo capitolo, vi guiderò attraverso l'importanza della lista degli ingredienti rispetto ai valori nutrizionali e come utilizzarla per fare scelte alimentari più informate e salutari.

La Differenza tra Lista degli Ingredienti e Valori Nutrizionali

- **Valori Nutrizionali:** I valori nutrizionali forniscono informazioni quantitative sul contenuto di macro e micronutrienti presenti in un alimento, come calorie, grassi, carboidrati, proteine, vitamine e minerali. Questi valori sono importanti per comprendere il contributo nutrizionale dell'alimento al nostro fabbisogno giornaliero.
- **Lista degli Ingredienti:** La lista degli ingredienti, invece, elenca tutte le sostanze utilizzate nella produzione dell'alimento, in ordine decrescente di peso. Questa lista rivela la qualità degli ingredienti, la presenza di additivi, conservanti, coloranti e altri componenti che possono influenzare la nostra salute.

Perché la Lista degli Ingredienti è Cruciale

1. Qualità degli Ingredienti:

- La lista degli ingredienti rivela la qualità complessiva dell'alimento. Un prodotto che contiene principalmente ingredienti naturali e integrali è

generalmente più sano di uno che contiene una lunga lista di additivi
artificiali e sostanze chimiche. Ad esempio, un pane integrale con solo
farina integrale, acqua, lievito e sale è preferibile a uno che include
sciroppo di glucosio, mono e digliceridi degli acidi grassi, e conservanti.

2. Riconoscimento di Additivi e Conservanti:

- Molti cibi ultraprocessati contengono additivi e conservanti che possono
  avere effetti negativi sulla salute. La presenza di ingredienti come nitriti,
  benzoati, coloranti artificiali e aromi sintetici può indicare un alimento
  fortemente processato. Anche se le quantità di questi additivi possono
  essere piccole e considerate sicure, l'esposizione cumulativa può essere
  preoccupante, soprattutto per le persone sensibili o per i bambini.

3. Zuccheri Nascosti e Dolcificanti:

- Gli zuccheri nascosti sono una delle maggiori preoccupazioni nei cibi
  ultraprocessati. Ingredienti come sciroppo di mais ad alto contenuto di
  fruttosio, maltodestrina, e saccarosio possono non essere
  immediatamente riconosciuti come zuccheri dai consumatori. Un
  alimento può sembrare nutrizionalmente equilibrato in termini di calorie
  e macronutrienti, ma contenere quantità significative di zuccheri aggiunti
  che possono contribuire a problemi come l'obesità e il diabete.

4. Grassi non Salutari:

- La lista degli ingredienti può rivelare la presenza di grassi trans e oli
  idrogenati, che sono dannosi per la salute cardiovascolare. Anche se i
  valori nutrizionali indicano il contenuto totale di grassi, non sempre
  specificano la qualità di questi grassi. Ingredienti come "olio
  parzialmente idrogenato" dovrebbero essere evitati, poiché aumentano il
  rischio di malattie cardiache.

5. Ingredienti Sospetti e Allergeni:

- La lista degli ingredienti è fondamentale per individuare allergeni e
  ingredienti a cui si può essere intolleranti. Molti cibi processati
  contengono tracce di soia, glutine, latticini e noci, che possono non essere
  evidenti dai soli valori nutrizionali.

Come Analizzare la Lista degli Ingredienti

- **Ordine degli Ingredienti:** Gli ingredienti sono descritti in ordine di peso.
  Gli ingredienti principali saranno quindi i primi della lista. Se i primi
  ingredienti sono zucchero, grassi o additivi artificiali, è un segnale di
  allarme.
- **Lunghezza della Lista:** Un elenco lungo di ingredienti può indicare un
  alimento altamente processato. Gli alimenti integrali e naturali tendono

ad avere liste di ingredienti più corte e semplici. Ad esempio, un semplice yogurt naturale potrebbe contenere solo latte e fermenti lattici, mentre uno yogurt aromatizzato potrebbe includere zuccheri aggiunti, coloranti, conservanti e aromi artificiali.

- **Nomi Tecnici e Codici E:** Familiarizzarsi con i nomi tecnici degli additivi e i codici E può aiutare a identificare gli ingredienti meno salutari. Ad esempio, E621 è il codice per il glutammato monosodico (MSG), un esaltatore di sapidità che può causare mal di testa e altri sintomi in alcune persone.
- **Parole Chiave:** Parole come "idrogenato", "parzialmente idrogenato", "sciroppo", "concentrato", e "isolato" spesso indicano la presenza di ingredienti artificiali e meno salutari. "Olio parzialmente idrogenato" è sinonimo di grassi trans, mentre "sciroppo di mais" è un indicatore di zuccheri aggiunti.

Esempi Pratici di Analisi delle Liste degli Ingredienti

Etichetta di un Pane Integrale:

- **Ingredienti:** Farina integrale di frumento, acqua, lievito, sale, sciroppo di glucosio-fruttosio, emulsionante (E471), conservante (E282).
- **Analisi:** Anche se il pane è etichettato come "integrale", la presenza di sciroppo di glucosio-fruttosio e additivi come emulsionanti e conservanti indica che il prodotto è altamente processato. Un pane integrale di alta qualità dovrebbe contenere solo ingredienti base come farina integrale, acqua, lievito e sale.

Etichetta di un Succo di Frutta:

- **Ingredienti:** Acqua, zucchero, concentrato di succo d'arancia, acido citrico, aromi naturali.
- **Analisi:** L'acqua e lo zucchero come primi ingredienti indicano che il prodotto è fortemente diluito e addizionato di zucchero. Anche se gli aromi sono naturali, l'acido citrico come conservante può non essere necessario in un succo di frutta puro.

Etichetta di una Barretta di Cereali:

- **Ingredienti:** Fiocchi d'avena, sciroppo di mais, zucchero, olio di palma, cacao in polvere, latte scremato in polvere, sale, aromi artificiali.
- **Analisi:** La presenza di sciroppo di mais e zucchero ai primi posti indica un alto contenuto di zuccheri aggiunti. L'olio di palma è un grasso saturo, e gli aromi artificiali possono nascondere ingredienti artificiali non specificati.

La lista degli ingredienti fornisce una visione più completa e accurata della qualità di un alimento rispetto ai soli valori nutrizionali. Capire come leggere e interpretare questa lista è essenziale per fare scelte alimentari consapevoli e salutari. Spero che queste informazioni vi aiutino a diventare consumatori più informati, capaci di riconoscere e evitare i cibi ultraprocessati che possono nascondere insospettabili nemici della nostra salute. Continuate a esplorare, a porre domande e a scegliere alimenti che nutrano veramente il vostro corpo.

ESEMPI PRATICI DI ANALISI DELLE ETICHETTE

Identificare e comprendere gli ingredienti nei cibi ultraprocessati è essenziale per fare scelte alimentari consapevoli. In questo capitolo, esamineremo insieme esempi pratici di etichette alimentari, così potrete imparare a riconoscere i cibi ultraprocessati e a capire quali ingredienti evitare.

1. Barretta di Cereali:

Le barrette di cereali sono spesso considerate uno spuntino sano, ma molte contengono zuccheri aggiunti e altri ingredienti non salutari. Esaminiamo l'etichetta di una barretta di cereali tipica:

- **Ingredienti:** Fiocchi d'avena, sciroppo di mais, zucchero, olio di palma, cacao in polvere, latte scremato in polvere, sale, aromi artificiali.

Analisi:

- **Fiocchi d'avena:** Un ingrediente sano e integrale, ricco di fibre.
- **Sciroppo di mais e zucchero:** Due forme di zuccheri aggiunti che indicano un alto contenuto di zuccheri, che può portare a picchi glicemici e aumento di peso.
- **Olio di palma:** Un grasso saturo che, sebbene naturale, è associato a problemi di salute cardiovascolare e deforestazione.
- **Cacao in polvere:** Può essere salutare, ma qui è probabilmente utilizzato in piccole quantità rispetto agli zuccheri.
- **Latte scremato in polvere:** Aggiunge proteine e calcio, ma potrebbe non essere necessario in una barretta di cereali.
- **Sale:** Utilizzato per migliorare il sapore, ma da consumare con moderazione.

- **Aromi artificiali:** Indicano che il prodotto contiene ingredienti sintetici, che possono avere effetti negativi sulla salute.

Questa barretta di cereali contiene diversi zuccheri aggiunti e ingredienti artificiali, rendendola meno salutare rispetto a una barretta fatta in casa con ingredienti semplici come avena, noci e frutta secca.

2. Succo di Frutta:

Il succo di frutta è spesso percepito come un'alternativa sana alle bibite gassate, ma molti contengono zuccheri aggiunti e aromi artificiali. Vediamo l'etichetta di un succo d'arancia commerciale:

- **Ingredienti:** Acqua, zucchero, concentrato di succo d'arancia, acido citrico, aromi naturali.

Analisi:

- **Acqua:** Primo ingrediente, indica che il prodotto è fortemente diluito.
- **Zucchero:** Aggiunto per dolcificare, contribuisce all'apporto calorico senza fornire nutrienti essenziali.
- **Concentrato di succo d'arancia:** Meno nutriente del succo fresco, perde alcune vitamine e fibre durante il processo di concentrazione.
- **Acido citrico:** Utilizzato come conservante e regolatore di acidità, generalmente sicuro ma può indicare un prodotto meno naturale.
- **Aromi naturali:** Anche se derivati da fonti naturali, indicano che il prodotto non ha il sapore autentico del succo fresco.

Questo succo di frutta è un esempio di come i prodotti commerciali possano sembrare sani ma contengano zuccheri aggiunti e ingredienti meno salutari rispetto al succo fresco. Optare per succo 100% frutta senza zuccheri aggiunti o spremute fatte in casa è una scelta migliore.

3. Yogurt alla Frutta:

Gli yogurt alla frutta spesso contengono zuccheri aggiunti e aromi artificiali. Analizziamo un esempio:

- **Ingredienti:** Latte scremato, zucchero, purea di fragola, amido modificato, aromi naturali, colorante E120, fermenti lattici.

Analisi:

- **Latte scremato:** Fonte di proteine e calcio, ma senza grassi.
- **Zucchero:** Aggiunto per dolcificare, contribuisce a un eccesso di zuccheri nella dieta.
- **Purea di fragola:** Aggiunge sapore e alcune vitamine, ma spesso in quantità ridotte rispetto allo zucchero.

- **Amido modificato:** Utilizzato per migliorare la consistenza, è un ingrediente processato.
- **Aromi naturali:** Migliorano il sapore, ma indicano che il prodotto non ha un gusto autentico derivato solo dalla frutta.
- **Colorante E120:** Un colorante naturale (cocciniglia), ma può causare reazioni allergiche in alcune persone.
- **Fermenti lattici:** Benefici per la salute intestinale, ma presenti anche in yogurt naturali senza zuccheri aggiunti.

Questo yogurt alla frutta contiene zuccheri aggiunti e altri ingredienti artificiali che lo rendono meno salutare rispetto a uno yogurt naturale al quale aggiungere frutta fresca.

4. Pane Integrale Confezionato:

Il pane integrale è spesso visto come un'opzione più salutare rispetto al pane bianco, ma alcuni tipi possono contenere additivi e zuccheri aggiunti. Vediamo l'etichetta di un pane integrale commerciale:

- **Ingredienti:** Farina integrale di frumento, acqua, sciroppo di glucosio-fruttosio, lievito, sale, emulsionante (E471), conservante (E282).

Analisi:

- **Farina integrale di frumento:** Un ingrediente salutare, ricco di fibre.
- **Acqua:** Necessaria per la preparazione del pane.
- **Sciroppo di glucosio-fruttosio:** Zucchero aggiunto che non è necessario in un pane integrale e può contribuire a picchi glicemici.
- **Lievito:** Utilizzato per la lievitazione, è un ingrediente standard nel pane.
- **Sale:** Necessario per il sapore, ma da consumare con moderazione.
- **Emulsionante (E471):** Utilizzato per migliorare la consistenza, è un ingrediente artificiale.
- **Conservante (E282):** Utilizzato per prolungare la durata di conservazione, può causare reazioni avverse in alcune persone.

Questo pane integrale, pur contenendo farina integrale, include zuccheri aggiunti e ingredienti artificiali. Un pane integrale fatto in casa o acquistato da un panificio artigianale spesso contiene solo farina integrale, acqua, lievito e sale.

5. Snack Confezionato:

Gli snack confezionati, come patatine o cracker, possono sembrare convenienti, ma spesso contengono ingredienti artificiali e grassi poco salutari. Analizziamo l'etichetta di un pacchetto di patatine:

- **Ingredienti:** Patate, olio di palma, sale, aroma di formaggio (aromi naturali e artificiali, lattosio, proteine del latte, glutammato monosodico), colorante E160c.

Analisi:

- **Patate:** Ingrediente principale, ma spesso fritto.
- **Olio di palma:** Un grasso saturo associato a problemi di salute cardiovascolare.
- **Sale:** Utilizzato per migliorare il sapore, ma da consumare con moderazione.
- **Aroma di formaggio:** Composto da aromi naturali e artificiali, lattosio, proteine del latte, e glutammato monosodico (MSG), un esaltatore di sapidità che può causare reazioni avverse.
- **Colorante E160c:** Un colorante naturale (paprika), generalmente sicuro.

Questo snack confezionato contiene grassi saturi e ingredienti artificiali, rendendolo una scelta meno salutare rispetto a snack preparati in casa con ingredienti freschi e naturali.

La lettura e l'analisi delle etichette alimentari è fondamentale per riconoscere e evitare i cibi ultraprocessati. Capire gli ingredienti nei prodotti che consumiamo ci permette di fare scelte più consapevoli e salutari. Attraverso questi esempi pratici, spero di aiutarvi a sviluppare un occhio critico verso le etichette alimentari, favorendo una dieta basata su alimenti meno processati.

CAPITOLO 4: GLI EFFETTI DEI CIBI ULTRAPROCESSATI SULLA SALUTE

IMPATTO SULLA SALUTE CARDIOVASCOLARE

In qualità di nutrizionista, ho avuto modo di osservare e studiare da vicino gli effetti dei cibi ultraprocessati sulla salute cardiovascolare. Gli alimenti ultraprocessati sono quelli che subiscono significative trasformazioni industriali e contengono numerosi additivi, conservanti, coloranti e ingredienti artificiali. La loro crescente presenza nelle diete moderne ha sollevato preoccupazioni significative riguardo al loro impatto sulla salute, in particolare sulla salute del cuore. Esamineremo in dettaglio come questi cibi influenzano il sistema cardiovascolare, esplorando le prove scientifiche disponibili e fornendo consigli pratici per ridurre il rischio di malattie cardiache.

Meccanismi di Danno Cardiovascolare

Gli alimenti ultraprocessati possono influenzare la salute cardiovascolare attraverso vari meccanismi, tra cui l'aumento dei livelli di colesterolo, l'infiammazione, l'ipertensione e l'aumento di peso. Analizziamo ciascuno di questi aspetti in dettaglio.

1. Aumento dei Livelli di Colesterolo:

- **Grassi trans:** Uno degli ingredienti più dannosi presenti nei cibi ultraprocessati sono i grassi trans, spesso indicati come oli parzialmente idrogenati. Questi grassi aumentano il colesterolo LDL ("colesterolo cattivo") e abbassano il colesterolo HDL ("colesterolo buono"), contribuendo all'aterosclerosi, un processo di indurimento e restringimento delle arterie che aumenta il rischio di infarti e ictus.
- **Grassi saturi:** Molti cibi ultraprocessati contengono anche elevate quantità di grassi saturi, che possono aumentare il colesterolo totale e LDL, aggravando ulteriormente il rischio di malattie cardiovascolari.

2. Infiammazione:

- **Additivi e conservanti:** Ingredienti come nitriti e nitrati, spesso utilizzati per conservare carni processate, sono associati a un'infiammazione cronica che può danneggiare le arterie e il cuore.
- **Zuccheri aggiunti:** L'elevato contenuto di zuccheri presenti nei cibi ultraprocessati può promuovere l'infiammazione, contribuendo all'insulino-resistenza e al diabete, entrambi fattori di rischio per le malattie cardiovascolari.

3. Ipertensione:

- **Elevato contenuto di sodio:** Molti cibi ultraprocessati sono ricchi di sodio, che può portare a un aumento della pressione sanguigna (ipertensione). L'ipertensione è un importante fattore di rischio per infarti, ictus e insufficienza cardiaca.

4. Aumento di Peso:

- **Densità calorica:** I cibi ultraprocessati tendono ad avere un'elevata densità calorica e sono poveri di nutrienti essenziali, portando a un aumento di peso e obesità, che sono fattori di rischio significativi per le malattie cardiovascolari.
- **Scarso senso di sazietà:** Questi alimenti sono spesso formulati per essere altamente appetibili, portando a un consumo eccessivo e al conseguente aumento di peso.

Prove Scientifiche

Numerosi studi hanno documentato gli effetti negativi dei cibi ultraprocessati sulla salute cardiovascolare. Vediamo alcune delle ricerche più significative.

1. Studio PURE (Prospective Urban Rural Epidemiology):

- 2Questo studio internazionale ha esaminato le diete di oltre 135.000 persone in 18 paesi. I risultati hanno mostrato che il consumo elevato di cibi ultraprocessati è associato a un aumento del rischio di malattie cardiovascolari e mortalità. In particolare, gli alimenti ricchi di zuccheri aggiunti e grassi saturi hanno dimostrato di avere il maggiore impatto negativo.

2. Studio EPIC (European Prospective Investigation into Cancer and Nutrition):

- Un'analisi su oltre 500.000 partecipanti ha evidenziato che un alto consumo di cibi ultraprocessati è correlato a un aumento significativo del rischio di malattie cardiache e ictus. Gli autori hanno attribuito questi effetti all'elevato contenuto di sodio, zuccheri aggiunti e grassi trans nei cibi ultraprocessati.

3. Meta-Analisi sui Grassi Trans:

- Numerose meta-analisi hanno concluso che l'assunzione di grassi trans è strettamente legata a un aumento del rischio di malattie cardiovascolari. L'Organizzazione Mondiale della Sanità (OMS) raccomanda di eliminare i grassi trans dalla dieta per migliorare la salute cardiovascolare a livello globale.

Strategie per Ridurre il Consumo di Cibi Ultraprocessati

Ridurre il consumo di cibi ultraprocessati è un passo cruciale per migliorare la salute cardiovascolare. Ecco alcune strategie pratiche per raggiungere questo obiettivo:

1. Cucinare a Casa:

- **Ingredienti freschi e integrali:** Preparare i pasti a casa utilizzando ingredienti freschi e integrali permette di controllare meglio la qualità e la quantità degli ingredienti utilizzati.
- **Ricette semplici:** Adottare ricette semplici e naturali che valorizzino il sapore degli ingredienti senza la necessità di aggiungere additivi o conservanti.

2. Lettura Attenta delle Etichette:

- **Evitare ingredienti sospetti:** Leggere attentamente le etichette per evitare prodotti contenenti grassi trans, zuccheri aggiunti, elevato contenuto di sodio e additivi artificiali.
- **Ingredienti naturali:** Preferire prodotti con liste di ingredienti corte e composte da ingredienti naturali e facilmente riconoscibili.

3. Scelte Alimentari Consapevoli:

- **Cibi non processati:** Favorire il consumo di frutta, verdura, cereali integrali, legumi, noci e semi, che sono naturalmente ricchi di nutrienti e poveri di sostanze nocive.
- **Alimenti minimamente processati:** Quando si scelgono alimenti confezionati, optare per quelli minimamente processati, come yogurt naturale, pane integrale senza zuccheri aggiunti e snack a base di frutta secca non salata.

4. Educazione Alimentare:

- **Informarsi:** Educarsi sugli effetti negativi dei cibi ultraprocessati e sulle alternative più sane può aiutare a fare scelte alimentari migliori.
- **Consulenza professionale:** Rivolgersi a un nutrizionista o dietologo per ricevere consigli personalizzati e supporto nel migliorare la propria dieta.

L'impatto dei cibi ultraprocessati sulla salute del cuore è davvero significativo.

Questi alimenti, pieni di grassi trans, zuccheri aggiunti, sodio e additivi artificiali, danneggiano il sistema cardiovascolare e aumentano il rischio di malattie cardiache, ictus e altre condizioni croniche. Ridurre il consumo di tali cibi e scegliere alimenti freschi e integrali è una strategia efficace per migliorare la salute del cuore e prevenire malattie cardiovascolari.

RELAZIONE CON OBESITÀ E DIABETE

In questo capitolo, voglio approfondire come i cibi ultraprocessati siano strettamente legati all'aumento dell'obesità e del diabete, due delle più gravi epidemie di salute pubblica del nostro tempo. Capire questa relazione è essenziale per prendere decisioni consapevoli riguardo alla nostra alimentazione e per migliorare la nostra salute a lungo termine.

I Cibi Ultraprocessati e l'Obesità

L'obesità è una condizione complessa e multifattoriale, ma c'è un consenso crescente sul ruolo critico dei cibi ultraprocessati nel suo sviluppo. I cibi ultraprocessati sono alimenti che hanno subito molteplici trasformazioni industriali, contenenti ingredienti che difficilmente troveremmo nelle nostre cucine, come additivi, conservanti, aromi artificiali e grandi quantità di zuccheri, sale e grassi trans.

Densità Calorica e Sazietà

Uno dei principali problemi dei cibi ultraprocessati è la loro alta densità calorica unita a una bassa capacità di sazietà. Ciò significa che questi alimenti forniscono molte calorie per grammo, ma non riescono a soddisfare adeguatamente l'appetito. Un pasto tipico composto da cibi ultraprocessati è ricco di calorie ma povero di nutrienti essenziali, fibre e proteine, che sono cruciali per indurre una sensazione di pienezza. Questo squilibrio porta a un consumo eccessivo di calorie, contribuendo all'aumento di peso.

Effetto sul Metabolismo

Oltre alla densità calorica, i cibi ultraprocessati possono alterare il metabolismo. Gli zuccheri aggiunti e i grassi trans presenti in questi alimenti possono provocare risposte infiammatorie nel corpo, alterare il metabolismo lipidico e contribuire all'accumulo di grasso addominale, un fattore di rischio noto per malattie metaboliche. Inoltre, la rapida digestione dei carboidrati raffinati porta a picchi di glicemia e insulina, che nel tempo possono causare resistenza insulinica, un precursore del diabete di tipo 2.

I Cibi Ultraprocessati e il Diabete

Il diabete di tipo 2 è una condizione cronica che si sviluppa quando il corpo diventa resistente all'insulina o non riesce a produrre abbastanza insulina per mantenere i livelli di glucosio nel sangue nella norma. Diversi studi hanno evidenziato una correlazione significativa tra l'assunzione di cibi ultraprocessati e un aumentato rischio di sviluppare il diabete di tipo 2.

Carico Glicemico e Resistenza Insulinica

I cibi ultraprocessati tendono ad avere un alto indice glicemico (IG) e un elevato carico glicemico (CG), il che significa che possono aumentare rapidamente i livelli di zucchero nel sangue dopo il pasto. Un consumo regolare di tali alimenti porta a frequenti picchi glicemici e successivi cali, mettendo a dura prova il sistema regolatorio del glucosio. Questo stress continuo può portare a una ridotta sensibilità all'insulina, un fattore chiave nello sviluppo del diabete di tipo 2.

Effetti degli Zuccheri Aggiunti

Gli zuccheri aggiunti, in particolare quelli presenti nelle bevande zuccherate, nei dolci e nei prodotti da forno ultraprocessati, sono particolarmente dannosi. Non solo contribuiscono a un apporto calorico elevato, ma alterano anche il metabolismo del glucosio e dei lipidi. Uno studio pubblicato sul "British Medical Journal" ha dimostrato che un aumento del 10% nell'assunzione di zuccheri aggiunti è associato a un aumento del 11% nel rischio di sviluppare il diabete di tipo 2.

Microbiota Intestinale

Un altro aspetto interessante è il ruolo del microbiota intestinale. I cibi ultraprocessati, poveri di fibre e ricchi di additivi chimici, possono alterare la composizione del microbiota intestinale, riducendo la diversità microbica e promuovendo la crescita di batteri patogeni. Un microbiota sano è cruciale per il metabolismo del glucosio e dei lipidi. L'alterazione del microbiota è stata collegata a un'aumentata infiammazione e alla resistenza insulinica.

Raccomandazioni

Comprendere l'impatto dei cibi ultraprocessati su obesità e diabete è fondamentale per promuovere una dieta sana. Ridurre l'assunzione di questi alimenti può contribuire significativamente alla prevenzione e alla gestione di queste condizioni. Ecco alcune raccomandazioni pratiche:

1. **Leggere le etichette**: Evitare prodotti con una lunga lista di ingredienti, soprattutto se includono zuccheri aggiunti, grassi trans e additivi artificiali.
2. **Preferire alimenti freschi e minimamente processati**: Frutta, verdura, legumi, cereali integrali e proteine magre dovrebbero costituire la base della dieta.
3. **Evitare le bevande zuccherate**: Sostituire le bibite gassate e i succhi di frutta con acqua, tè non zuccherato o infusi naturali.
4. **Cucinare a casa**: Preparare i pasti in casa permette di avere il controllo completo sugli ingredienti utilizzati e di ridurre l'uso di cibi ultraprocessati.
5. **Educare e sensibilizzare**: Promuovere la consapevolezza sui rischi associati ai cibi ultraprocessati attraverso programmi educativi e campagne di salute pubblica.

Per raggiungere una salute migliore, dobbiamo fare scelte alimentari più consapevoli e informate. Tagliare i cibi ultraprocessati è fondamentale per affrontare l'obesità e il diabete, migliorando la nostra vita e abbassando il rischio di malattie croniche.

EFFETTI SUL SISTEMA DIGESTIVO

Sono profondamente consapevole di quanto l'alimentazione impatti sul nostro benessere generale. Un aspetto spesso trascurato, ma cruciale, è l'influenza dei cibi ultraprocessati sul nostro sistema digestivo. La digestione non è solo una questione di scomposizione dei cibi; è un processo complesso che coinvolge diversi organi e un intero ecosistema di batteri benefici chiamato microbiota intestinale. In questo capitolo, esploreremo in dettaglio come i cibi ultraprocessati possano disturbare questa delicata sinergia, causando una serie di problemi digestivi e, nel lungo periodo, malattie croniche.

I Cibi Ultraprocessati e il Microbiota Intestinale

Alterazione della Flora Intestinale:

Il microbiota intestinale è una comunità complessa di trilioni di microrganismi che vive nel nostro tratto gastrointestinale. Questi microrganismi svolgono ruoli cruciali nel mantenimento della salute digestiva, aiutando nella digestione degli alimenti, nella sintesi delle vitamine e nella protezione contro i patogeni. I cibi ultraprocessati, con i loro additivi artificiali, conservanti e dolcificanti, possono alterare significativamente la composizione del microbiota.

Gli studi hanno dimostrato che una dieta ricca di ultraprocessati può ridurre la diversità microbica e aumentare la presenza di batteri dannosi. Ad esempio, edulcoranti artificiali come l'aspartame e il sucralosio possono alterare il microbiota, portando a una maggiore proliferazione di ceppi batterici associati a infiammazioni e disturbi metabolici.

Riduzione delle Fibre:

Uno degli elementi più importanti per un microbiota sano è la fibra alimentare, che funge da nutrimento per i batteri benefici. I cibi ultraprocessati sono spesso privi di fibre, essendo prevalentemente composti da carboidrati raffinati e zuccheri semplici. La carenza di fibre può portare a una diminuzione dei batteri fermentativi benefici, come i bifidobatteri e i lattobacilli, e promuovere la crescita di batteri patogeni. Questo squilibrio può causare disbiosi intestinale, un'alterazione della flora batterica che è stata collegata a numerosi problemi digestivi, tra cui la sindrome dell'intestino irritabile (IBS), l'infiammazione cronica e le malattie infiammatorie intestinali (IBD).

Infiammazione e Permeabilità Intestinale

Infiammazione Cronica:

I cibi ultraprocessati possono indurre infiammazione cronica nel tratto gastrointestinale. Ingredienti come i grassi trans, gli oli idrogenati e gli additivi artificiali sono noti per provocare risposte infiammatorie. L'infiammazione cronica del tratto digestivo può danneggiare le cellule epiteliali che rivestono l'intestino, compromettendo la barriera intestinale.

Sindrome dell'Intestino Permeabile:

La compromissione della barriera intestinale può portare a una condizione nota come "leaky gut" o sindrome dell'intestino permeabile. In questa condizione, le giunzioni strette tra le cellule epiteliali si allentano, permettendo il passaggio di tossine, microrganismi e particelle alimentari non digerite nel flusso sanguigno. Questo può scatenare una risposta immunitaria e portare a sintomi sistemici come affaticamento, dolori articolari e problemi cutanei, oltre a peggiorare le condizioni infiammatorie intestinali.

Digestione e Assorbimento dei Nutrienti

Digestione Inefficace:

I cibi ultraprocessati spesso mancano degli enzimi necessari per una digestione efficace. Questo significa che il nostro sistema digestivo deve lavorare di più per scomporre questi alimenti. Inoltre, la mancanza di nutrienti essenziali e di fibre può compromettere la produzione e la funzione degli enzimi digestivi. Una digestione inefficace può portare a sintomi come gonfiore, gas, diarrea e costipazione.

Malassorbimento dei Nutrienti:

Oltre ai problemi di digestione, i cibi ultraprocessati possono causare malassorbimento dei nutrienti. La presenza di additivi come emulsionanti e conservanti può interferire con l'assorbimento di vitamine e minerali essenziali. Ad esempio, gli emulsionanti possono danneggiare il rivestimento intestinale, riducendo la capacità dell'intestino di assorbire i nutrienti. Questo può portare a carenze nutrizionali, anche in presenza di un apporto calorico adeguato, contribuendo a malattie come l'anemia e l'osteoporosi.

Disordini Digestivi Comuni Associati ai Cibi Ultraprocessati

Sindrome dell'Intestino Irritabile (IBS):

La IBS è una delle condizioni più comuni legate al consumo di cibi ultraprocessati. Gli additivi alimentari, i dolcificanti artificiali e i grassi trans possono irritare il tratto gastrointestinale e alterare la motilità intestinale, portando a sintomi come dolore addominale, gonfiore, diarrea e costipazione.

Malattie Infiammatorie Intestinali (IBD):

Le IBD, come il morbo di Crohn e la colite ulcerosa, possono essere esacerbate dai cibi ultraprocessati. Gli additivi artificiali e i grassi malsani possono aumentare l'infiammazione intestinale e peggiorare i sintomi di queste condizioni croniche.

Reflusso Gastroesofageo (GERD):

Il reflusso gastroesofageo è spesso aggravato dai cibi ultraprocessati. La presenza di grassi malsani, zuccheri e additivi può rilassare lo sfintere esofageo inferiore, permettendo agli acidi gastrici di risalire nell'esofago e causando bruciore di stomaco e altri sintomi correlati.

Raccomandazioni

L'impatto dei cibi ultraprocessati sul sistema digestivo è profondo e variegato. Migliorare la nostra dieta riducendo il consumo di questi alimenti può avere effetti positivi significativi sulla salute digestiva. Ecco alcune raccomandazioni pratiche per mantenere un sistema digestivo sano:

1. **Incrementare l'assunzione di fibre**: Consumare più frutta, verdura, legumi e cereali integrali per nutrire il microbiota intestinale e promuovere una digestione sana.
2. **Evitare additivi artificiali**: Leggere attentamente le etichette degli alimenti e scegliere prodotti senza conservanti, coloranti e dolcificanti artificiali.
3. **Preferire cibi freschi e non processati**: Ridurre l'assunzione di cibi ultraprocessati a favore di alimenti freschi e naturali.
4. **Idratarsi adeguatamente**: Bere molta acqua per facilitare la digestione e mantenere la salute intestinale.
5. **Cucinare in casa**: Preparare i pasti a casa per avere il controllo totale sugli ingredienti utilizzati e garantire una dieta più sana e bilanciata.

Seguire queste pratiche può apportare un netto miglioramento alla salute del sistema digestivo, diminuendo il rischio di disturbi gastrointestinali e contribuendo al benessere complessivo.

CONSEGUENZE A LUNGO TERMINE E MALATTIE CRONICHE

In quanto esperto, ho avuto modo di osservare l'impatto a lungo termine delle abitudini alimentari sulla salute. I cibi ultraprocessati rappresentano una minaccia significativa per il benessere a lungo termine, essendo associati a una vasta gamma di malattie croniche. Comprendere queste conseguenze è essenziale per adottare uno stile di vita che promuova la salute e la longevità. Esploreremo attentamente come l'abitudine di consumare cibi ultraprocessati possa causare problemi di salute cronici significativi.

Malattie Cardiovascolari

Aterosclerosi e Malattie Coronariche:

I cibi ultraprocessati sono notoriamente ricchi di grassi trans, zuccheri aggiunti e sale. Questi componenti contribuiscono allo sviluppo dell'aterosclerosi, una condizione in cui le arterie si induriscono e si restringono a causa dell'accumulo di placche di grasso. Questo può portare a malattie coronariche, infarti e ictus. Studi hanno dimostrato che un alto consumo di cibi ultraprocessati è associato a un aumento significativo del rischio di malattie cardiovascolari.

Ipertensione:

Il sale in eccesso, comune nei cibi ultraprocessati, può contribuire all'ipertensione, o pressione alta. L'ipertensione è un fattore di rischio primario per malattie cardiache e ictus. Gli additivi come il sodio, utilizzati per migliorare il gusto e la conservazione dei cibi ultraprocessati, possono provocare ritenzione idrica e aumento della pressione sanguigna, creando un ulteriore stress sul cuore e sui vasi sanguigni.

Diabete di Tipo 2

Resistenza Insulinica:

Il consumo regolare di cibi ultraprocessati, ricchi di zuccheri semplici e carboidrati raffinati, porta a frequenti picchi glicemici. Questo stress costante sul sistema insulinico può causare resistenza insulinica, una condizione in cui le cellule del corpo diventano meno sensibili all'insulina. La resistenza insulinica è un precursore del diabete di tipo 2, una malattia cronica che compromette la capacità del corpo di regolare il glucosio nel sangue.

Infiammazione Cronica:

Gli ingredienti presenti nei cibi ultraprocessati, come gli oli idrogenati e gli additivi chimici, possono provocare infiammazione cronica. L'infiammazione è un fattore chiave nello sviluppo del diabete di tipo 2, poiché può interferire con la funzione delle cellule beta nel pancreas, responsabili della produzione di insulina.

Obesità

Squilibrio Energetico:

I cibi ultraprocessati tendono ad essere molto densi dal punto di vista calorico ma poveri di nutrienti essenziali. Questo squilibrio energetico favorisce l'aumento di peso e l'obesità. L'obesità è un fattore di rischio per numerose malattie croniche, tra cui malattie cardiovascolari, diabete di tipo 2 e alcuni tipi di cancro.

Disturbo del Segnale di Sazietà:

Gli additivi e i dolcificanti presenti nei cibi ultraprocessati possono interferire con i segnali di sazietà del corpo, inducendo a mangiare di più di quanto sia necessario. Questo può portare a un eccessivo apporto calorico, promuovendo l'aumento di peso e contribuendo all'epidemia di obesità.

Cancro

Sostanze Cancerogene nei Cibi Ultraprocessati:

Alcuni cibi ultraprocessati contengono sostanze cancerogene o precursori di sostanze cancerogene. Ad esempio, la cottura ad alte temperature dei cibi processati può produrre acrilammide, una sostanza chimica che è stata collegata al rischio di cancro. Inoltre, le carni processate contengono spesso nitriti e nitrati, che possono trasformarsi in nitrosammine, composti cancerogeni.

Infiammazione e Cancro:

L'infiammazione cronica provocata da una dieta ricca di cibi ultraprocessati è stata collegata a un aumento del rischio di vari tipi di cancro. L'infiammazione può danneggiare il DNA delle cellule e promuovere la crescita di cellule tumorali. Questo è particolarmente rilevante per i tumori del colon-retto, dove l'infiammazione intestinale può avere un ruolo diretto.

Malattie Neurodegenerative

Declino Cognitivo:

Una dieta ricca di cibi ultraprocessati può avere effetti negativi sul cervello. Gli studi hanno dimostrato che gli zuccheri aggiunti e i grassi trans possono contribuire al declino cognitivo e aumentare il rischio di malattie neurodegenerative come l'Alzheimer. Gli effetti negativi sul sistema cardiovascolare e il diabete di tipo 2, anch'essi influenzati dai cibi ultraprocessati, sono fattori di rischio noti per la demenza.

Stress Ossidativo:

I cibi ultraprocessati possono aumentare il livello di stress ossidativo nel corpo. Lo stress ossidativo, causato da un eccesso di radicali liberi, può danneggiare le cellule cerebrali e contribuire allo sviluppo di malattie neurodegenerative. Gli antiossidanti naturali, spesso carenti nei cibi ultraprocessati, sono cruciali per neutralizzare i radicali liberi e proteggere la salute del cervello.

Malattie Epatiche

Steatosi Epatica non Alcolica (NAFLD):

La steatosi epatica non alcolica, nota anche come fegato grasso, è fortemente associata al consumo di cibi ultraprocessati. L'eccesso di zuccheri e grassi trans può provocare l'accumulo di grasso nel fegato, portando a infiammazione e danni epatici. La NAFLD può progredire verso condizioni più gravi come la steatoepatite non alcolica (NASH) e la cirrosi epatica.

Salute Ossea

Osteoporosi:

La dieta ricca di cibi ultraprocessati è spesso povera di nutrienti essenziali per la salute delle ossa, come calcio, vitamina D e magnesio. La carenza di questi nutrienti può portare a una ridotta densità ossea e aumentare il rischio di osteoporosi, una condizione in cui le ossa diventano fragili e più suscettibili alle fratture.

Raccomandazioni

I cibi ultraprocessati rappresentano una minaccia significativa per la salute a lungo termine, essendo associati a un'ampia gamma di malattie croniche. Per minimizzare questi rischi, è cruciale adottare una dieta ricca di alimenti freschi e non processati. Ecco alcune raccomandazioni pratiche:

1. **Consumare alimenti integrali**: Preferire frutta, verdura, cereali integrali, legumi, noci e semi.
2. **Limitare gli zuccheri aggiunti**: Evitare bevande zuccherate, dolci industriali e prodotti da forno ultraprocessati.

3. **Ridurre l'assunzione di grassi trans**: Controllare le etichette alimentari per identificare e evitare grassi trans e oli idrogenati.
4. **Aumentare l'assunzione di fibre**: Consumare alimenti ricchi di fibre per sostenere la salute intestinale e ridurre l'infiammazione.
5. **Incorporare grassi sani**: Utilizzare olio d'oliva, avocado e noci come fonti di grassi sani.
6. **Preparare i pasti a casa**: Cucinare in casa consente di avere il controllo sugli ingredienti e promuovere una dieta più sana.

Abbracciare queste strategie può davvero abbattere significativamente il rischio di malattie croniche correlate al consumo eccessivo di cibi ultraprocessati, elevando la nostra qualità di vita e sostenendo un benessere ottimale nel lungo termine.

CAPITOLO 5: IL RUOLO DEL MARKETING E DELLA PUBBLICITÀ

TECNICHE DI MARKETING UTILIZZATE DALL'INDUSTRIA ALIMENTARE

Ho osservato con crescente preoccupazione il modo in cui l'industria alimentare utilizza sofisticate tecniche di marketing per promuovere i cibi ultraprocessati. Questi prodotti, spesso privi di valore nutrizionale ma ricchi di calorie vuote, vengono presentati in modi che ne mascherano i potenziali danni alla salute. In questo capitolo, esplorerò in dettaglio le strategie di marketing utilizzate dalle aziende alimentari per influenzare le scelte dei consumatori e promuovere il consumo di cibi ultraprocessati.

L'Appeal del Packaging

Design Accattivante e Colori Vivaci:

Una delle tecniche di marketing più evidenti è l'uso di packaging accattivante. I cibi ultraprocessati sono spesso confezionati in involucri dai colori vivaci e dal design attraente. Questo non è un caso: i colori brillanti e i disegni accattivanti sono studiati per attirare l'attenzione dei consumatori, in particolare dei bambini. I colori come il rosso e il giallo sono spesso utilizzati perché associati a stimoli visivi di appetito e velocità, spingendo i consumatori a fare acquisti impulsivi.

Immagini Ingannevoli:

Le confezioni dei cibi ultraprocessati spesso presentano immagini allettanti di ingredienti freschi e sani, come frutta, verdura e cereali integrali. Queste immagini creano un'impressione di salubrità che raramente rispecchia il contenuto reale del prodotto. Ad esempio, un succo di frutta ultra processato può mostrare immagini di frutta fresca sulla confezione, ma contenere principalmente zucchero e aromi artificiali, con una quantità minima di frutta vera.

Messaggi di Marketing e Claim Nutrizionali:

Le etichette nutrizionali e i claim di marketing, come "ricco di fibre", "senza zuccheri aggiunti" o "naturale", sono utilizzati per far percepire un prodotto come salutare. Tuttavia, questi claim possono essere fuorvianti. Ad esempio, un prodotto "senza zuccheri aggiunti" può contenere dolcificanti artificiali, e un prodotto "ricco di fibre" può essere comunque ad alto contenuto di zuccheri e grassi non salutari. È essenziale leggere attentamente la lista degli ingredienti per comprendere realmente la composizione del prodotto.

Superfood e Ingredienti di Moda:

Un'altra strategia comune è quella di aggiungere un piccolo quantitativo di superfood o ingredienti di moda, come quinoa, semi di chia o bacche di goji, e poi evidenziarne la presenza sulla confezione. Questo può portare i consumatori a percepire il prodotto come più sano, nonostante la presenza di numerosi altri ingredienti meno salutari. La quantità di questi superfood è spesso insignificante rispetto al totale degli ingredienti, rendendo il beneficio nutrizionale praticamente nullo.

Sponsorizzazioni e Testimonial

Celebrità e Influencer:

Le aziende alimentari investono ingenti somme di denaro per ottenere il supporto di celebrità e influencer. Questi personaggi pubblici, con la loro vasta base di fan, hanno un'enorme influenza sulle scelte dei consumatori. Vedere una celebrità che apprezza e consuma un certo prodotto può spingere i fan a fare lo stesso, senza considerare la qualità nutrizionale del cibo in questione.

Atleti e Salute:

L'associazione dei cibi ultraprocessati con atleti di alto livello è un'altra strategia efficace. Le pubblicità che mostrano atleti professionisti consumare bevande energetiche, barrette proteiche o snack vari creano un'associazione tra questi prodotti e la salute, la forza e le prestazioni atletiche. Questo può essere particolarmente fuorviante, dato che molti di questi prodotti sono ricchi di zuccheri e additivi, contraddicendo l'immagine di salute promossa.

Promozioni e Sconti

Offerte Speciali:

Le promozioni come "compra uno, prendi uno gratis" o sconti significativi su grandi quantità sono comuni per i cibi ultraprocessati. Queste offerte spingono i consumatori ad acquistare più di quanto avrebbero fatto normalmente, incentivando l'accumulo e il consumo eccessivo di questi prodotti. Questo tipo di marketing sfrutta il desiderio di risparmio dei consumatori, mascherando il costo reale per la salute.

Concorsi e Premi:

Molte aziende alimentari utilizzano concorsi e premi per attirare i consumatori. Le etichette dei prodotti possono promuovere lotterie, raccolte punti o concorsi che offrono premi allettanti. Questa strategia è particolarmente efficace tra i bambini e i giovani, che possono essere facilmente influenzati dall'idea di vincere premi o ottenere ricompense immediate.

Pubblicità Rivolta ai Bambini

Mascotte e Personaggi Animati:

L'uso di mascotte e personaggi animati nei cibi ultraprocessati è una tecnica di marketing mirata specificamente ai bambini. Personaggi dei cartoni animati o mascotte divertenti creano un legame emotivo con i giovani consumatori, rendendo i prodotti più attraenti. Questo tipo di pubblicità può portare i bambini a desiderare questi prodotti e a esercitare pressione sui genitori per acquistarli.

Posizionamento Strategico nei Negozi:

I cibi ultraprocessati destinati ai bambini sono spesso posizionati a livello degli occhi dei bambini nei supermercati. Questa strategia aumenta la visibilità e l'attrattiva di questi prodotti, influenzando le scelte dei più piccoli durante la spesa. Inoltre, la collocazione di questi prodotti vicino alle casse, dove i bambini possono facilmente vederli e chiedere di comprarli, sfrutta i momenti di attesa per stimolare acquisti impulsivi.

Salute e Benessere: una Contraddizione

Health Washing:

Molte aziende utilizzano il cosiddetto "health washing", ovvero presentano i loro prodotti come salutari attraverso etichette e pubblicità ingannevoli. Questo può includere l'uso di termini come "naturale", "biologico" o "senza glutine" per indurre i consumatori a credere che il prodotto sia sano, nonostante possa contenere ingredienti nocivi come zuccheri aggiunti, grassi saturi e additivi chimici.

Educazione Nutrizionale Manipolata:

Alcune aziende investono in programmi educativi nelle scuole o sponsorizzano eventi legati alla salute per migliorare la loro immagine. Questi programmi possono includere informazioni nutrizionali che, sebbene apparentemente educative, possono essere manipolate per promuovere indirettamente i prodotti dell'azienda. Questo crea un conflitto di interessi, poiché le informazioni presentate possono essere parziali o fuorvianti.

Conclusioni e Raccomandazioni

Le tecniche di marketing utilizzate dall'industria alimentare per promuovere i cibi ultraprocessati sono sofisticate e pervasive. Queste strategie influenzano profondamente le scelte dei consumatori, spesso a scapito della salute pubblica. Per contrastare questi effetti, è essenziale sviluppare una maggiore consapevolezza e capacità critica nei confronti delle informazioni pubblicitarie.

Ecco alcune raccomandazioni pratiche per navigare nel mare delle tecniche di marketing:

1. **Leggere attentamente le etichette**: Non lasciarsi ingannare dalle immagini e dai claim nutrizionali. Controllare sempre la lista degli ingredienti e i valori nutrizionali.
2. **Educarsi sulla nutrizione**: Acquisire conoscenze di base su cosa costituisce una dieta sana e bilanciata. Essere consapevoli dei trucchi di marketing può aiutare a fare scelte più informate.
3. **Evitare i prodotti con claim ingannevoli**: Diffidare dei prodotti che fanno affermazioni di salute esagerate. Spesso, i cibi veramente sani non necessitano di tali claim.
4. **Scegliere alimenti freschi e integrali**: Preferire frutta, verdura, cereali integrali e proteine magre rispetto ai cibi confezionati e ultraprocessati.
5. **Promuovere l'educazione alimentare**: Incoraggiare programmi di educazione alimentare indipendenti nelle scuole e nelle comunità per aumentare la consapevolezza sui cibi ultraprocessati.

Esaminando le tattiche di marketing dell'industria alimentare per promuovere i cibi ultraprocessati, è evidente il loro impatto sulle nostre scelte alimentari e sulla salute. Leggere attentamente le etichette, evitare claim ingannevoli e preferire alimenti freschi sono modi per navigare in questo panorama. Promuovere l'educazione alimentare può aumentare la consapevolezza e favorire scelte più sane.

DISINFORMAZIONE E FALSI MITI PROMOSSI DAI PRODUTTORI

L'industria alimentare, attraverso strategie di marketing sofisticate, spesso diffonde disinformazione e falsi miti per promuovere i cibi ultraprocessati. Queste pratiche non solo confondono i consumatori, ma li inducono anche a fare scelte alimentari che possono compromettere la loro salute. In queste pagine, esamineremo i principali miti alimentari promossi dai produttori di cibi ultraprocessati e spiegheremo come queste informazioni fuorvianti influenzino negativamente le scelte alimentari.

Mito 1: "I cibi a Basso Contenuto di Grassi sono Sempre più Sani"

La Verità sui Grassi:

Uno dei miti più diffusi è che i cibi a basso contenuto di grassi siano automaticamente salutari. L'industria alimentare ha capitalizzato su questa credenza, etichettando numerosi prodotti come "light" o "low-fat". Tuttavia, ridurre il contenuto di grassi non rende necessariamente un alimento più sano. Molti prodotti a basso contenuto di grassi contengono alti livelli di zuccheri aggiunti, dolcificanti artificiali e additivi per migliorare il gusto e la consistenza. Questo può portare a un aumento dell'apporto calorico complessivo e a effetti negativi sulla salute.

Il Ruolo dei Grassi nella Dieta:

I grassi svolgono un ruolo cruciale nel nostro organismo, fornendo energia, supportando l'assorbimento delle vitamine liposolubili (A, D, E, K) e mantenendo la salute delle cellule. Non tutti i grassi sono dannosi; i grassi insaturi, presenti in alimenti come avocado, noci, semi e olio d'oliva, sono benefici per la salute cardiovascolare. Pertanto, è importante valutare la qualità dei grassi piuttosto che eliminarli completamente dalla dieta.

Mito 2: "I Prodotti senza Zuccheri Aggiunti sono Sempre Migliori"

La Realtà dei Dolcificanti Artificiali:

L'etichetta "senza zuccheri aggiunti" può essere ingannevole. Molti consumatori credono che tali prodotti siano automaticamente sani, ma spesso contengono dolcificanti artificiali come aspartame, sucralosio e acesulfame K. Questi dolcificanti possono avere effetti negativi sulla salute, inclusi alterazioni del metabolismo, aumento del rischio di diabete di tipo 2 e impatti negativi sulla flora intestinale.

Effetti sul Gusto e sul Consumo:

I dolcificanti artificiali possono anche influenzare le preferenze di gusto, aumentando il desiderio di cibi dolci. Questo può portare a un consumo eccessivo di dolcificanti e cibi ultraprocessati, piuttosto che promuovere l'adozione di abitudini alimentari più sane. Inoltre, alcuni studi suggeriscono che i dolcificanti artificiali possono alterare la risposta insulinica, contribuendo al rischio di sviluppare condizioni metaboliche.

Mito 3: "I Cibi Ultraprocessati Arricchiti di Vitamine e Minerali sono Salutari"

Fortificazione e Arricchimento:

Molti cibi ultraprocessati sono fortificati con vitamine e minerali per apparire più salutari. Sebbene la fortificazione possa contribuire a ridurre carenze nutrizionali in alcune popolazioni, non compensa la presenza di ingredienti nocivi come zuccheri aggiunti, grassi saturi e additivi chimici. Un esempio comune è quello dei cereali per la colazione, che spesso contengono elevate quantità di zucchero ma sono arricchiti con vitamine del gruppo B e ferro.

Il Contesto Nutrizionale:

La biodisponibilità delle vitamine e dei minerali aggiunti nei cibi ultraprocessati può essere inferiore rispetto a quella degli stessi nutrienti presenti negli alimenti integrali. Inoltre, affidarsi a cibi fortificati può indurre i consumatori a trascurare l'importanza di una dieta bilanciata, ricca di frutta, verdura, cereali integrali e proteine magre, che forniscono una gamma completa di nutrienti essenziali.

Mito 4: "I Prodotti Biologici Ultraprocessati sono Sempre Salutari"

Il Mito del Biologico:

I cibi ultraprocessati etichettati come "biologici" sono spesso percepiti come più sani rispetto alle loro controparti convenzionali. Tuttavia, il termine "biologico" si riferisce principalmente ai metodi di produzione agricola e non garantisce un profilo nutrizionale migliore. Un biscotto biologico può contenere ingredienti naturali, ma può comunque essere ricco di zuccheri, grassi saturi e calorie.

L'Importanza della Qualità Complessiva:

Sebbene i prodotti biologici possano essere privi di pesticidi e coltivati in modo sostenibile, è importante considerare l'intero profilo nutrizionale del cibo. Un'alimentazione equilibrata dovrebbe basarsi su alimenti freschi e minimamente processati, piuttosto che su cibi ultraprocessati, anche se biologici.

Mito 5: "Gli Snack Salutari sono Effettivamente Salutari"

Snack Salutari Ingannevoli:

Molti snack pubblicizzati come "salutari" o "naturali" possono essere altrettanto dannosi quanto gli snack convenzionali. Prodotti come barrette energetiche, frutta secca zuccherata e patatine vegetali spesso contengono zuccheri aggiunti, oli raffinati e sodio in eccesso. Questi prodotti possono indurre i consumatori a credere di fare scelte alimentari salutari, quando in realtà stanno consumando cibi ultraprocessati.

Verità sugli Ingredienti:

È fondamentale leggere attentamente le etichette e la lista degli ingredienti per comprendere la composizione reale degli snack salutari. Ingredienti come sciroppo di mais ad alto contenuto di fruttosio, oli idrogenati e additivi artificiali sono indicatori di cibi ultraprocessati che dovrebbero essere evitati. Optare per snack a base di ingredienti naturali, come frutta fresca, noci non salate e verdure crude, è una scelta migliore per la salute.

L'inganno e i miti propagati dall'industria dei cibi ultraprocessati possono condurci lungo un sentiero alimentare poco salutare. È cruciale essere consapevoli di tali pratiche per prendere decisioni informate riguardo alla nostra salute. Siate vigili e pronti a sfidare queste illusioni alimentari per un benessere ottimale.

CAPITOLO 6: STRATEGIE PER EVITARE I CIBI ULTRAPROCESSATI

COME PIANIFICARE UNA DIETA EQUILIBRATA

Pianificare una dieta equilibrata è una delle competenze fondamentali per mantenere uno stato di salute ottimale. La dieta equilibrata non solo supporta il benessere fisico, ma influisce positivamente anche su quello mentale ed emotivo. In questo capitolo, esploreremo in dettaglio come creare un piano alimentare bilanciato che fornisca tutti i nutrienti essenziali necessari per il nostro corpo.

I Principi Fondamentali di una Dieta Equilibrata

Una dieta equilibrata deve includere una varietà di alimenti che forniscono i giusti nutrienti in proporzioni adeguate. I seguenti principi sono essenziali per pianificare una dieta che supporti una salute ottimale:

1. Varietà degli Alimenti:

- **Diversità Nutrizionale**: Consumare una vasta gamma di alimenti garantisce l'assunzione di tutti i nutrienti necessari. Ogni gruppo alimentare fornisce nutrienti specifici indispensabili per il corretto funzionamento del nostro organismo.
- **Evitare la Monotonia**: Variare gli alimenti aiuta a evitare la noia e aumenta la probabilità di mantenere una dieta sana a lungo termine.

2. Bilancio dei Macronutrienti:

- **Carboidrati**: Devono rappresentare circa il 45-65% dell'apporto calorico giornaliero. Preferire carboidrati complessi come cereali integrali, legumi, frutta e verdura.
- **Proteine**: Dovrebbero costituire il 10-35% delle calorie giornaliere. Includere fonti di proteine magre come pesce, pollo, legumi, tofu e noci.

- **Grassi**: Devono rappresentare il 20-35% delle calorie, privilegiando grassi insaturi come olio d'oliva, avocado e frutta secca, e limitando i grassi saturi e trans.

3. Controllo delle Porzioni:

- **Porzioni Adeguate**: Mangiare porzioni appropriate aiuta a mantenere un peso corporeo sano e a evitare eccessi calorici.
- **Strumenti di Misurazione**: Utilizzare misurini e bilance da cucina può essere utile per avere una chiara percezione delle quantità consumate.

4. Idratazione:

- **Importanza dell'Acqua**: L'acqua è essenziale per tutte le funzioni corporee. Si consiglia di bere almeno 8 bicchieri di acqua al giorno, ma le necessità possono variare in base all'attività fisica e al clima.
- **Limitare le Bevande Zuccherate**: Ridurre l'assunzione di bevande zuccherate e alcoliche per prevenire un eccesso di calorie vuote.

5. Minimizzare i Cibi Ultraprocessati:

- **Riduzione degli Additivi**: Limitare il consumo di cibi ultraprocessati che spesso contengono additivi, zuccheri aggiunti e grassi nocivi.
- **Cibi Freschi e Naturali**: Preferire alimenti freschi e minimamente processati per massimizzare l'assunzione di nutrienti benefici.

Pianificazione di un Piano Alimentare

La creazione di un piano alimentare settimanale ben bilanciato è un passo cruciale per adottare una dieta sana. Ecco come procedere:

1. Definire gli Obiettivi:

- **Obiettivi di Salute**: Identificare obiettivi specifici, come perdita di peso, aumento della massa muscolare, miglioramento dell'energia o gestione di condizioni mediche.
- **Consultare un Professionista**: Per obiettivi specifici e personalizzati, è utile consultare un nutrizionista o un dietologo.

2. Calcolare il Fabbisogno Calorico:

- **Stima Calorica**: Utilizzare formule o calcolatori online per determinare il fabbisogno calorico giornaliero basato su età, sesso, peso, altezza e livello di attività fisica.
- **Adattare in Base agli Obiettivi**: Regolare l'apporto calorico in base agli obiettivi di salute, come perdita di peso o mantenimento del peso.

3. Distribuzione dei Macronutrienti:

- **Proporzioni Consigliate**: Bilanciare carboidrati, proteine e grassi secondo le proporzioni raccomandate, adattandole alle esigenze individuali.
- **Scelte Nutrienti**: Optare per fonti nutrienti e bilanciare ogni pasto con un'adeguata combinazione di macronutrienti.

4. Pianificazione dei Pasti e degli Spuntini:

- **Menu Settimanale**: Creare un menu settimanale che includa una varietà di alimenti nutrienti.
- **Preparazione Anticipata**: Preparare i pasti in anticipo può aiutare a risparmiare tempo e a evitare scelte alimentari poco salutari.
- **Spuntini Sani**: Includere spuntini nutrienti tra i pasti principali per mantenere stabili i livelli di energia e prevenire la fame eccessiva.

5. Monitoraggio e Adattamento:

- **Tenere Traccia**: Monitorare l'assunzione alimentare e valutare i progressi verso gli obiettivi di salute.
- **Flessibilità**: Essere pronti a fare aggiustamenti al piano alimentare in base alle necessità e ai feedback del corpo.

Consigli Pratici per una Dieta Equilibrata

Per mantenere una dieta equilibrata nel lungo termine, è utile seguire alcuni consigli pratici:

1. Fare la Spesa in Modo Consapevole:

- **Lista della Spesa**: Pianificare la lista della spesa in base al menu settimanale e attenersi ad essa per evitare acquisti impulsivi di cibi non salutari.
- **Leggere le Etichette**: Scegliere prodotti con etichette trasparenti e pochi ingredienti, preferibilmente naturali.

2. Mangiare Lentamente e Consapevolmente:

- **Masticare Bene**: Assaporare ogni boccone, masticando lentamente per favorire la digestione e la sensazione di sazietà.
- **Ascoltare il Corpo**: Riconoscere i segnali di fame e sazietà e fermarsi quando si è soddisfatti.

3. Cucinare a Casa:

- **Controllo degli Ingredienti**: Preparare i pasti a casa permette di controllare la qualità degli ingredienti e le porzioni.
- **Coinvolgimento Familiare**: Coinvolgere la famiglia nella preparazione dei pasti può rendere l'esperienza più piacevole e sostenibile.

4. Flessibilità e Indulgenza:

- **Equilibrio**: Non è necessario seguire una dieta perfetta tutto il tempo. È importante concedersi occasionalmente i cibi preferiti senza sensi di colpa.
- **Moderazione**: L'indulgenza moderata può aiutare a mantenere una dieta equilibrata a lungo termine.

5. Gestione dello Stress e Sonno di Qualità:

- **Tecniche di Rilassamento**: Praticare tecniche di gestione dello stress come meditazione, yoga o esercizi di respirazione.
- **Importanza del Sonno**: Garantire un sonno di qualità è fondamentale per il benessere generale e per sostenere abitudini alimentari sane.

Costruire una dieta equilibrata richiede impegno e flessibilità. Personalizzando il proprio piano alimentare e adottando strategie pratiche, possiamo migliorare significativamente la nostra qualità di vita e la nostra salute nel lungo periodo. Invito tutti voi a prendervi cura del vostro corpo attraverso scelte alimentari consapevoli e un approccio completo alla nutrizione. Con dedizione e attenzione, possiamo costruire uno stile di vita sano e sostenibile che favorisca il benessere fisico, mentale ed emotivo.

IMPORTANZA DEL CIBO FRESCO E NATURALE

Nell'era attuale, con l'industria alimentare che ci sommerge di opzioni ultraprocessate, è vitale riscoprire il valore dei cibi freschi e genuini. Posso confermare, basandomi sulla mia esperienza, che una dieta ricca di alimenti freschi e poco elaborati è fondamentale per preservare la salute e prevenire molte malattie croniche. In questo viaggio attraverso il capitolo, esploreremo insieme i numerosi vantaggi derivanti dal consumo di cibi freschi e naturali, mettendo in luce le sostanziali differenze rispetto ai prodotti ultraprocessati e apprendendo come integrare con successo questi alimenti nella nostra vita quotidiana.

Benefici del Cibo Fresco e Naturale

1. Ricchezza di Nutrienti Essenziali:

- **Vitamine e Minerali**: I cibi freschi, come frutta e verdura, sono fonti eccellenti di vitamine e minerali essenziali. Ad esempio, le verdure a foglia verde sono ricche di vitamina K e folati, fondamentali per la coagulazione del sangue e la sintesi del DNA.
- **Antiossidanti**: Alimenti come i frutti di bosco, i pomodori e le carote contengono antiossidanti potenti che proteggono le cellule dai danni dei radicali liberi, riducendo il rischio di malattie croniche come il cancro.
- **Fibre Alimentari**: Cereali integrali, legumi, frutta e verdura forniscono fibre che migliorano la digestione, promuovono la sazietà e contribuiscono al controllo dei livelli di zucchero nel sangue e del colesterolo.

2. Salute dell'Intestino:

- **Probiotici e Prebiotici**: Alcuni alimenti freschi come lo yogurt naturale e le verdure fermentate contengono probiotici che promuovono una flora intestinale sana. I prebiotici, presenti in alimenti come aglio, cipolla e banane, forniscono nutrimento ai batteri benefici dell'intestino.

- **Enzimi Digestivi**: Gli alimenti crudi come frutta e verdura contengono enzimi naturali che aiutano la digestione e migliorano l'assorbimento dei nutrienti.

3. Assenza di Additivi e Sostanze Chimiche:

- **Meno Additivi**: I cibi freschi non contengono conservanti, coloranti, aromi artificiali e altri additivi chimici spesso presenti nei cibi ultraprocessati.
- **Riduzione dell'Esposizione alle Tossine**: Consumare cibi freschi riduce l'esposizione a sostanze potenzialmente tossiche che possono avere effetti negativi sulla salute a lungo termine.

4. Controllo del Peso e Prevenzione dell'Obesità:

- **Sazietà**: Alimenti ricchi di fibre e nutrienti favoriscono la sazietà, aiutando a controllare l'appetito e prevenendo il consumo eccessivo di calorie.
- **Basso Contenuto Calorico**: Gli alimenti freschi, come frutta e verdura, hanno un contenuto calorico naturalmente basso, rendendoli ideali per mantenere un peso corporeo sano.

5. Sostenibilità Ambientale:

- **Impatto Ambientale Ridotto**: L'acquisto di cibi freschi, soprattutto da produttori locali, riduce l'impatto ambientale legato alla produzione, trasformazione e trasporto degli alimenti.
- **Supporto all'Agricoltura Locale**: Acquistare prodotti freschi da mercati locali sostiene l'economia locale e promuove pratiche agricole sostenibili.

Differenze tra Cibi Freschi e Ultraprocessati

1. Composizione Nutrizionale:

- **Cibi Freschi**: Contengono nutrienti nella loro forma naturale e sono ricchi di vitamine, minerali, antiossidanti e fibre.
- **Cibi Ultraprocessati**: Spesso poveri di nutrienti essenziali e ricchi di calorie vuote, zuccheri aggiunti, grassi non salutari e additivi chimici.

2. Processo di Produzione:

- **Cibi Freschi**: Subiscono poche o nessuna trasformazione, mantenendo intatta la loro qualità nutrizionale.
- **Cibi Ultraprocessati**: Subiscono numerosi processi industriali che alterano la loro composizione originale e spesso ne riducono il valore nutrizionale.

3. Effetti sulla Salute:

- **Cibi Freschi**: Promuovono una salute ottimale, supportano il sistema immunitario e riducono il rischio di malattie croniche.
- **Cibi Ultraprocessati**: L'assunzione eccessiva è associata a un aumento del rischio di obesità, diabete di tipo 2, malattie cardiovascolari e altre patologie croniche.

Come Integrare Cibi Freschi e Naturali nella Dieta

1. Fare la Spesa in Modo Consapevole:

- **Lista della Spesa**: Pianificare la lista della spesa includendo una varietà di frutta, verdura, cereali integrali, legumi, noci e semi.
- **Mercati Locali**: Frequentare i mercati locali per acquistare prodotti freschi e di stagione. Questi mercati offrono prodotti che non solo sono più freschi, ma spesso coltivati con metodi sostenibili.

2. Preparazione dei Pasti:

- **Cucina Semplice**: Preparare i pasti a casa utilizzando tecniche di cottura semplici come grigliatura, cottura al vapore, al forno o alla piastra. Questo permette di preservare al meglio i nutrienti degli alimenti.
- **Ricette Salutari**: Sperimentare nuove ricette che valorizzino i sapori naturali degli ingredienti freschi. Ad esempio, un'insalata di quinoa con verdure fresche e una vinaigrette leggera è un pasto nutriente e saporito.

3. Pianificazione dei Pasti:

- **Menu Settimanale**: Creare un menu settimanale che includa pasti equilibrati a base di alimenti freschi e naturali. Pianificare in anticipo aiuta a evitare l'acquisto impulsivo di cibi ultraprocessati.
- **Preparazione Anticipata**: Preparare gli ingredienti in anticipo, ad esempio lavando e tagliando verdure, per facilitare la preparazione dei pasti durante la settimana. Conservare porzioni di cibo fresco pronte all'uso può semplificare la cucina quotidiana.

4. Consumo di Spuntini Sani:

- **Spuntini Nutritivi**: Scegliere spuntini a base di frutta fresca, verdura cruda, noci, semi e yogurt naturale. Questi alimenti non solo sono nutrienti, ma anche facilmente reperibili e preparabili.
- **Evitare Snack Ultraprocessati**: Limitare il consumo di snack confezionati e preferire opzioni fresche e nutrienti. Per esempio, una mela con una manciata di mandorle è uno spuntino sano e saziante.

5. Educazione Alimentare:

- **Consapevolezza**: Educare se stessi e la propria famiglia sull'importanza dei cibi freschi e naturali e sui benefici per la salute. La consapevolezza delle scelte alimentari è il primo passo verso una dieta più sana.
- **Coinvolgimento**: Coinvolgere i bambini nella scelta e nella preparazione degli alimenti freschi per promuovere abitudini alimentari sane fin dalla giovane età. Fare della preparazione dei pasti un'attività familiare può rendere il cibo sano più attraente per i più piccoli.

Consigli Pratici per Integrare Cibi Freschi e Naturali

1. Iniziare la Giornata con la Frutta:

- **Colazione a Base di Frutta**: Iniziare la giornata con una colazione ricca di frutta fresca può fornire energia e nutrienti essenziali. Un frullato di frutta con yogurt naturale e semi di chia è un'ottima opzione.

2. Includere Verdure in Ogni Pasto:

- **Piatti Colorati**: Incorporare verdure di vari colori in ogni pasto per assicurarsi un apporto equilibrato di nutrienti. Un piatto di pollo alla griglia con una grande insalata mista è nutriente e facile da preparare.

3. Sostituire i Cereali Raffinati con Cereali Integrali:

- **Cereali Integrali**: Optare per cereali integrali come riso integrale, quinoa, farro e avena invece dei cereali raffinati. Questi cereali sono ricchi di fibre e nutrienti essenziali.

4. Evitare Bevande Zuccherate:

- **Bevande Naturali**: Preferire acqua, tè verde, tisane o succhi di frutta freschi senza zuccheri aggiunti. L'acqua infusa con fette di limone, cetriolo e menta è un'alternativa rinfrescante alle bevande zuccherate.

5. Coltivare un Orto Domestico:

- **Orto Casalingo**: Coltivare un piccolo orto domestico permette di avere accesso a verdure fresche e naturali direttamente a casa propria. Anche un piccolo spazio sul balcone può essere sufficiente per coltivare erbe aromatiche e alcune verdure.

Integrare nella nostra dieta cibi freschi e naturali è fondamentale per garantirci una salute robusta e prevenire malattie croniche. Vi invito a scoprire i vantaggi degli alimenti naturali e a compiere scelte oculate per migliorare la qualità del nostro regime alimentare. La semplicità e la purezza degli alimenti sono le chiavi per uno stile di vita sano e vigoroso. Optando per una dieta ricca di prodotti freschi e genuini, possiamo alimentare il nostro corpo in modo completo e sostenibile, assicurandoci benessere e vitalità a lungo termine.

RICETTE FACILI E SANE PER EVITARE I CIBI ULTRAPROCESSATI

Uno degli aspetti più gratificanti del mio lavoro come nutrizionista è aiutare le persone a scoprire il piacere e i benefici di cucinare pasti sani e nutrienti a casa. Preparare il proprio cibo non solo permette di evitare i cibi ultraprocessati, ma anche di connettersi con il cibo in un modo più significativo e consapevole. In questo capitolo, desidero condividere con voi alcune ricette facili e sane che possono essere preparate con ingredienti freschi e naturali. Queste ricette sono pensate per essere semplici, accessibili e deliziose, dimostrando che mangiare sano non deve essere complicato o costoso.

1. Pasta Primavera:

Un piatto di pasta fresco e colorato, arricchito da una varietà di verdure di stagione e condito con succo di limone per una nota di freschezza.

Ingredienti:

- 250g di pasta integrale (preferibilmente corta, come penne o fusilli)
- 1 zucchina
- 1 carota
- 1 peperone rosso
- 100g di piselli freschi (o surgelati)
- 1 spicchio d'aglio
- 2 cucchiai di olio extravergine d'oliva
- Succo di 1/2 limone
- Sale e pepe a piacere.
- Formaggio grattugiato (opzionale)
- Erbe aromatiche fresche (come basilico o prezzemolo) per guarnire

Preparazione:

1. Cuocere la pasta in acqua bollente salata seguendo i tempi di cottura indicati sulla confezione fino a quando è al dente.
2. Nel frattempo, pulire e tagliare tutte le verdure a dadini o julienne.
3. In una grande padella, scaldare l'olio extravergine d'oliva a fuoco medio. Aggiungere lo spicchio d'aglio intero e farlo rosolare leggermente per aromatizzare l'olio.
4. Aggiungere le verdure tagliate nella padella e farle saltare per alcuni minuti finché non diventano tenere ma croccanti.
5. Scolare la pasta al dente e aggiungerla direttamente nella padella con le verdure.
6. Spremere il succo di limone sopra la pasta e le verdure e mescolare bene.
7. Insaporire con sale e pepe a proprio piacimento.
8. Servire la pasta primavera calda, guarnita con erbe aromatiche fresche e, se desiderato, formaggio grattugiato.

2. Pollo al Forno con Erbe Aromatiche e Verdure:

Questo piatto semplice e sano utilizza il pollo e una varietà di verdure fresche, tutte aromatizzate con erbe naturali.

Ingredienti:

- 4 petti di pollo
- 2 zucchine, tagliate a rondelle
- 2 carote, tagliate a bastoncini
- 1 peperone giallo, tagliato a strisce
- 1 cipolla rossa, tagliata a spicchi
- 3 spicchi d'aglio, tritati
- 2 cucchiai di olio extravergine di oliva
- 1 cucchiaio di rosmarino fresco tritato
- 1 cucchiaio di timo fresco tritato
- Sale e pepe a piacere

Preparazione:

1. Preparare il forno preriscaldandolo a 200°C.
2. In una ciotola grande, mescolare le verdure con l'olio d'oliva, l'aglio, il rosmarino, il timo, il sale e il pepe.
3. Disporre le verdure su una teglia da forno.
4. Condire i petti di pollo con sale, pepe e un filo d'olio d'oliva.
5. Posizionare il pollo sopra le verdure.
6. Cuocere in forno per 25-30 minuti, o fino a quando il pollo è ben cotto e le verdure sono tenere.
7. Servire caldo, magari con una spolverata aggiuntiva di erbe fresche.

3. Insalata di Quinoa con Verdure Fresche:

La quinoa è un cereale ricco di proteine, fibre e vari micronutrienti, ed è una base eccellente per un'insalata nutriente.

Ingredienti:

- 1 tazza di quinoa
- 2 tazze di acqua
- 1 cetriolo, tagliato a dadini
- 1 pomodoro grande, tagliato a dadini
- 1 peperone rosso, tagliato a dadini
- 1 carota, grattugiata
- 1/4 di cipolla rossa, affettata sottilmente
- 1/4 tazza di prezzemolo fresco tritato
- Succo di 1 limone
- 2 cucchiai di olio extravergine di oliva
- Sale e pepe a piacere

Preparazione:

1. Sciacquare la quinoa sotto acqua corrente fredda.
2. Portare l'acqua a ebollizione in una pentola, aggiungere la quinoa, ridurre il calore e cuocere a fuoco lento per circa 15 minuti, o finché l'acqua è stata assorbita e la quinoa è soffice.
3. Lasciare raffreddare la quinoa a temperatura ambiente.
4. In una ciotola grande, combinare la quinoa raffreddata con il cetriolo, il pomodoro, il peperone, la carota e la cipolla rossa.
5. Condire con succo di limone, olio d'oliva, sale e pepe.
6. Mescolare bene e servire fresca.

4. Couscous alle Verdure Mediterranee:

Un piatto leggero e colorato che unisce la fragranza del couscous con il sapore delle verdure mediterranee.

Ingredienti:

- 1 tazza di couscous
- 1 tazza di brodo vegetale (preparato in casa)
- 1 zucchina, tagliata a cubetti
- 1 melanzana, tagliata a cubetti
- 1 peperone rosso, tagliato a cubetti
- 1 cipolla rossa, affettata
- 2 cucchiai di olio extravergine d'oliva
- cucchiai di basilico fresco tritato
- Sale e pepe q.b.

Ingredienti brodo vegetale:

- 2 carote, tagliate a pezzi grossi
- 2 gambi di sedano, tagliati a pezzi grossi
- 1 cipolla, tagliata a spicchi
- 3 spicchi d'aglio, leggermente schiacciati

- 1 porro, parte bianca tagliata a pezzi
- 1 foglia di alloro
- 1 cucchiaino di pepe nero in grani
- 8 tazze d'acqua
- Sale q.b.

Preparazione brodo vegetale:

1. In una grande pentola, aggiungi le carote, il sedano, la cipolla, l'aglio, il porro, la foglia di alloro e il pepe nero.
2. Versa l'acqua sopra le verdure e porta ad ebollizione.
3. Abbassa il fuoco e lascia sobbollire a fuoco basso per circa 45 minuti, scoperto, facendo attenzione a non far bollire troppo vigorosamente.
4. Dopo 45 minuti, filtra il brodo attraverso un colino fine, rimuovendo le verdure e gli aromi.
5. Regolare la sapidità con sale se serve.
6. Il brodo vegetale è pronto per essere utilizzato nella preparazione della zuppa o conservato in contenitori ermetici in frigorifero per un massimo di 5 giorni, o congelato per un periodo più lungo.

Preparazione:

1. Portare il brodo vegetale a ebollizione e versarlo sul couscous in una ciotola. Coprire e lasciare riposare per circa 10 minuti.
2. In una padella, scaldare l'olio d'oliva e aggiungere la cipolla, la zucchina, la melanzana e il peperone. Cuocere a fuoco medio fino a quando le verdure sono tenere.
3. Una volta pronto, aggiungere il couscous alle verdure e mescolare bene.
4. Condire con basilico fresco, sale e pepe secondo gusto.
5. Servire caldo come piatto principale o contorno.

5. Insalata di Ceci e Pomodori Secchi:

Un'insalata leggera e nutriente, arricchita dal sapore intenso dei pomodori secchi e dalla cremosità dei ceci.

Ingredienti:

- 1 lattina di ceci, scolati e sciacquati
- 100g di pomodori secchi sott'olio, tagliati a pezzetti
- 1 cetriolo, tagliato a dadini
- 1 peperone rosso, tagliato a strisce sottili
- Foglie di basilico fresco
- Succo di 1 limone
- 2 cucchiai di olio extravergine d'oliva
- Sale e pepe q.b.

Preparazione:

1. In una ciotola grande, mescolare insieme i ceci, i pomodori secchi, il cetriolo e il peperone.
2. Condire con il succo di limone, l'olio d'oliva, sale e pepe.
3. Aggiungere le foglie di basilico fresco e mescolare bene.
4. Servire l'insalata fredda come piatto principale o contorno.

6. Zuppa di Lenticchie e Verdure:

Questa zuppa è ricca di proteine vegetali e fibre, ideale per un pasto nutriente e saziante.

Ingredienti:

- 1 tazza di lenticchie secche
- 1 cipolla, tritata
- 2 carote, tagliate a rondelle
- 2 gambi di sedano, tritati
- 3 spicchi d'aglio, tritati
- 1 lattina di pomodori pelati
- 4 tazze di brodo vegetale (preparato in casa)
- 1 cucchiaino di cumino in polvere
- 1 cucchiaino di paprika
- 1 foglia di alloro
- Sale e pepe a piacere
- 2 cucchiai di olio extravergine di oliva
- Prezzemolo fresco tritato per guarnire

Ingredienti brodo vegetale:

- 2 carote, tagliate a pezzi grossi
- 2 gambi di sedano, tagliati a pezzi grossi
- 1 cipolla, tagliata a spicchi
- 3 spicchi d'aglio, leggermente schiacciati
- 1 porro, parte bianca tagliata a pezzi
- 1 foglia di alloro
- 1 cucchiaino di pepe nero in grani
- 8 tazze d'acqua
- Sale q.b.

Preparazione brodo vegetale:

1. In una grande pentola, aggiungi le carote, il sedano, la cipolla, l'aglio, il porro, la foglia di alloro e il pepe nero.
2. Versa l'acqua sopra le verdure e porta ad ebollizione.
3. Abbassa il fuoco e lascia sobbollire a fuoco basso per circa 45 minuti, scoperto, facendo attenzione a non far bollire troppo vigorosamente.
4. Dopo 45 minuti, filtra il brodo attraverso un colino fine, rimuovendo le verdure e gli aromi.
5. Regolare la sapidità con sale se serve.

6. Il brodo vegetale è pronto per essere utilizzato nella preparazione della zuppa o conservato in contenitori ermetici in frigorifero per un massimo di 5 giorni, o congelato per un periodo più lungo.

Preparazione:

1. In una pentola di dimensioni generose, riscaldare l'olio d'oliva a fiamma media. Aggiungere gli ingredienti per il soffritto: cipolla, carote, sedano e aglio. Continuare la cottura fino a quando le verdure risultano morbide.
2. Aggiungere le lenticchie, i pomodori pelati, il brodo vegetale, il cumino, la paprika, la foglia di alloro, il sale e il pepe.
3. Portare a ebollizione, quindi ridurre il calore e cuocere a fuoco lento per 30-40 minuti, o fino a quando le lenticchie sono tenere.
4. Rimuovere la foglia di alloro e aggiustare di sale e pepe se necessario.
5. Servire caldo, guarnito con prezzemolo fresco tritato.

7. Salmone Aromatico al Limone e alle Erbe:

Una deliziosa e salutare opzione a base di salmone fresco, arricchita da una salsa fresca e aromatica.

Ingredienti:

- 4 filetti di salmone fresco
- Succo di 2 limoni
- Scorza grattugiata di 1 limone
- 2 cucchiai di prezzemolo fresco tritato
- 1 cucchiaio di erba cipollina fresca tritata
- Sale e pepe q.b.
- 2 cucchiai di olio extravergine d'oliva

Preparazione:

1. Preriscaldare il forno a 180°C e rivestire una teglia con carta da forno.
2. Disporre i filetti di salmone sulla teglia e condire con sale e pepe.
3. In una ciotola, mescolare il succo di limone, la scorza di limone, il prezzemolo, l'erba cipollina e l'olio d'oliva.
4. Versare la salsa di limone e erbe sopra i filetti di salmone.
5. Cuocere in forno per circa 15-20 minuti o fino a quando il salmone è cotto.
6. Servire caldo, magari accompagnato da contorni di verdure fresche.

8. Snack di Ceci Croccanti:

Questi ceci croccanti sono uno snack sano e gustoso che può essere preparato facilmente e portato ovunque.

Ingredienti:

- 1 lattina di ceci, scolati e sciacquati
- 2 cucchiai di olio d'oliva
- 1 cucchiaino di paprika
- 1/2 cucchiaino di cumino
- Sale e pepe a piacere

Preparazione:

1. Preparare il forno preriscaldandolo a 200°C.
2. Asciugare i ceci con un panno da cucina.
3. In una ciotola, mescolare i ceci con l'olio d'oliva, la paprika, il cumino, il sale e il pepe.
4. Distribuire i ceci su una teglia rivestita con carta da forno in un unico strato.
5. Cuocere per 20-30 minuti, mescolando a metà cottura, fino a quando i ceci sono croccanti.
6. Lasciar raffreddare e gustare come snack.

9. Smoothie Verde Energizzante:

Un modo veloce e delizioso per ottenere una porzione di verdure e frutta fresca, perfetto per colazioni o spuntini.

Ingredienti:

- 1 tazza di spinaci freschi
- 1 banana
- 1 mela verde, tagliata a pezzi
- 1/2 avocado
- 1 tazza di latte di mandorla (o altro latte vegetale)
- Succo di 1/2 limone
- 1 cucchiaio di semi di chia
- Miele o sciroppo d'acero a piacere per dolcificare (opzionale)

Preparazione:

1. Mettere tutti gli ingredienti in un frullatore.
2. Frullare fino a che il composto non risulti omogeneo e vellutato.
3. Assaggiare e aggiungere dolcificante se necessario.
4. Versare in un bicchiere e gustare subito.

10. Insalata di Frutta Fresca con Vinaigrette Leggera:

Un'esplosione di colori e sapori freschi, perfetta come dessert leggero dopo un pasto.

Ingredienti:

- Fragole, tagliate a metà

- Mango, tagliato a cubetti
- Ananas, tagliato a pezzetti
- Mirtilli
- Lamponi
- Mezza mela verde, tagliata a dadini
- Succo di 1/2 limone
- Miele o sciroppo d'acero a piacere per dolcificare (opzionale)
- Foglie di menta fresca per guarnire

Per la vinaigrette:

- 2 cucchiai di succo d'arancia fresco
- 1 cucchiaio di succo di limone fresco
- 1 cucchiaino di miele o sciroppo d'acero
- 1 cucchiaino di zenzero fresco grattugiato
- Una spruzzata di buccia d'arancia grattugiata
- Pizzico di cannella (opzionale)

Preparazione:

1. In una grande ciotola, unisci tutte le frutta tagliata a pezzi.
2. In una piccola ciotola, mescola insieme il succo d'arancia, il succo di limone, il miele o lo sciroppo d'acero, lo zenzero grattugiato, la buccia d'arancia grattugiata e la cannella, se desiderato, per la vinaigrette.
3. Versa la vinaigrette sopra la frutta e mescola delicatamente per distribuire uniformemente il condimento.
4. Lascia riposare l'insalata di frutta in frigorifero per almeno 30 minuti prima di servire per permettere ai sapori di amalgamarsi.
5. Aggiungere un tocco di menta fresca prima di servire.

Preparare queste ricette non solo ti aiuterà a evitare i cibi ultraprocessati, ma ti permetterà anche di gustare piatti deliziosi e nutrienti. Spero che le preparazioni culinarie ti ispirino a sperimentare in cucina e a fare scelte alimentari più consapevoli e salutari.

COME FARE LA SPESA IN MODO CONSAPEVOLE

Fare la spesa è un'arte che richiede attenzione e consapevolezza, specialmente se vogliamo evitare i cibi ultraprocessati e scegliere opzioni più sane e nutrienti. Nel corso degli anni, ho notato che molti dei miei pazienti trovano difficile orientarsi tra le corsie del supermercato, dove gli scaffali sono pieni di prodotti che spesso mascherano ingredienti poco salutari con etichette accattivanti. Questo capitolo vi guiderà attraverso le strategie più efficaci per fare la spesa in modo consapevole, aiutandovi a selezionare alimenti che promuovono la vostra salute e il vostro benessere.

1. Pianificazione Prima della Spesa:

Uno degli errori più comuni è andare a fare la spesa senza un piano preciso. Questo può portare a scelte impulsive e all'acquisto di prodotti poco salutari. Ecco alcuni suggerimenti per pianificare in modo efficace:

- **Stilare una Lista della Spesa:** Prima di recarvi al supermercato, prendetevi il tempo di pianificare i pasti della settimana e stilare una lista della spesa. Concentratevi su ingredienti freschi e naturali, come frutta, verdura, proteine magre, legumi e cereali integrali.
- **Evitare la Fame:** Non andate a fare la spesa a stomaco vuoto. La fame può portarvi a fare scelte meno salutari e a comprare snack e cibi pronti poco nutrienti.
- **Pianificare i Pasti:** Pianificare in anticipo i pasti della settimana vi aiuterà a sapere esattamente cosa comprare e a evitare di acquistare cibi non necessari. Questo non solo favorisce una dieta equilibrata, ma vi farà anche risparmiare tempo e denaro.

2. La Scelta dei Prodotti:

Quando siete al supermercato, la consapevolezza è fondamentale. Imparate a leggere le etichette e a riconoscere i prodotti realmente sani.

- **Leggere le Etichette:** Imparate a leggere le etichette degli alimenti per identificare gli ingredienti ultraprocessati. Evitate prodotti con una lista lunga e complessa di ingredienti, in particolare quelli che contengono additivi, conservanti, coloranti e aromi artificiali.
- **Ingredienti Naturali:** Preferite prodotti con ingredienti che riconoscete e che usereste nella vostra cucina. Un buon esempio è il pane: cercate quelli fatti con farina, acqua, lievito e sale, senza zuccheri aggiunti o conservanti.
- **Prodotti Locali e di Stagione:** Optate per frutta e verdura di stagione e, se possibile, scegliete prodotti locali. Questi non solo sono più freschi e nutrienti, ma supportano anche l'economia locale e hanno un impatto ambientale minore.
- **Proteine Magre:** Quando scegliete le proteine, preferite carni magre, pesce fresco, legumi e uova. Evitate i salumi e le carni processate, che spesso contengono conservanti e additivi.

3. Strategie per le Corsie del Supermercato:

La disposizione dei prodotti nel supermercato non è casuale. Le aziende alimentari pagano per posizionare i loro prodotti all'altezza degli occhi o in zone strategiche per attirare la vostra attenzione. Ecco come navigare le corsie con consapevolezza:

- **Periferia del Supermercato:** Concentratevi sulle sezioni perimetrali del supermercato, dove si trovano generalmente i cibi freschi come frutta, verdura, carne, pesce e latticini. Le corsie centrali sono spesso dedicate ai cibi confezionati e ultraprocessati.
- **Prodotti Sfusi:** Acquistare prodotti sfusi come cereali, legumi e frutta secca può essere una scelta economica e sostenibile. Vi permette anche di acquistare solo la quantità necessaria, riducendo gli sprechi alimentari.
- **Etichette Ingannevoli:** Fate attenzione alle etichette ingannevoli come "a basso contenuto di grassi", "senza zuccheri aggiunti" o "naturale". Questi termini possono essere utilizzati per far sembrare un prodotto più sano di quanto non sia in realtà. Leggete sempre la lista degli ingredienti e i valori nutrizionali per una valutazione accurata.

4. Consigli per Risparmiare Tempo e Denaro:

Mangiare sano non deve essere costoso. Con un po' di pianificazione e astuzia, è possibile fare la spesa in modo economico senza compromettere la qualità nutrizionale.

- **Acquisti in Grande Quantità:** Per prodotti non deperibili come legumi, cereali integrali e frutta secca, considerare l'acquisto in grande quantità può risultare conveniente. Assicuratevi di avere uno spazio adeguato per la conservazione.

- **Sfruttare le Offerte:** Tenete d'occhio le offerte e i coupon per gli alimenti sani. Tuttavia, fate attenzione a non lasciarvi tentare da promozioni su cibi ultraprocessati.
- **Cucinare in Anticipo:** Preparare grandi quantità di cibo e congelare le porzioni per i giorni successivi può risparmiare tempo e garantire pasti sani anche nelle giornate più impegnative.
- **Ridurre gli Sprechi:** Utilizzate tutte le parti degli alimenti. Ad esempio, le foglie dei ravanelli e dei carciofi possono essere usate per fare brodi o zuppe. Ridurre gli sprechi non solo è sostenibile, ma anche economico.

5. Esperienza e Pratica:

Fare la spesa in modo consapevole richiede pratica e pazienza. Non scoraggiatevi se all'inizio vi sembra complicato o se occasionalmente fate acquisti meno salutari. L'importante è il progresso e l'impegno verso una scelta alimentare più consapevole.

- **Educazione Continua:** Continuate a educarvi sui cibi e gli ingredienti. Seguite fonti affidabili di informazioni sulla nutrizione e rimanete aggiornati sulle ultime ricerche e scoperte.
- **Coinvolgere la Famiglia:** Coinvolgere i membri della famiglia nella pianificazione dei pasti e nella spesa può essere un'attività educativa e divertente. I bambini, in particolare, possono imparare molto sull'importanza di una dieta equilibrata.
- **Sperimentare:** Non abbiate paura di provare nuovi alimenti e ricette. La varietà è fondamentale per una dieta sana ed equilibrata.

Esplorare il supermercato con consapevolezza è fondamentale per plasmare la vostra salute e il vostro benessere. Con competenza, dedizione e curiosità, potrete attraversare gli scaffali con sicurezza, selezionando con cura gli alimenti che sosterranno il vostro corpo e la vostra mente.

CAPITOLO 7: TESTIMONIANZE E CASI DI STUDIO

STORIE DI PERSONE CHE HANNO ELIMINATO I CIBI ULTRAPROCESSATI DALLA LORO DIETA

In qualità di nutrizionista, ho avuto il privilegio di seguire molte persone nel loro percorso verso una dieta più sana, priva di cibi ultraprocessati. Le testimonianze che seguono raccontano storie di cambiamento, determinazione e trasformazione. Questi racconti non solo ispirano, ma dimostrano anche l'impatto positivo che un'alimentazione naturale può avere sulla salute fisica e mentale.

La storia di Anna: Recupero della Salute Cardiovascolare

Anna, una donna di 52 anni, si è rivolta a me dopo aver avuto un allarme serio riguardo alla sua salute cardiovascolare. Soffriva di ipertensione, colesterolo alto e un principio di diabete di tipo 2. La sua dieta era ricca di cibi confezionati e pasti pronti, spesso a causa di uno stile di vita frenetico che le lasciava poco tempo per cucinare.

- **Il Cambiamento:** Decisa a migliorare la sua salute, Anna ha iniziato a eliminare gradualmente i cibi ultraprocessati dalla sua dieta. Ha sostituito i pasti pronti con cibi freschi, cucinati in casa. Ha aumentato il consumo di verdure, frutta, proteine magre e cereali integrali. Inoltre, ha imparato a leggere le etichette alimentari per evitare zuccheri nascosti e grassi trans.
- **Risultati:** Dopo sei mesi, Anna ha notato un miglioramento significativo nei suoi livelli di energia e umore. I suoi esami del sangue hanno mostrato una riduzione del colesterolo e una pressione sanguigna stabilizzata. Il suo medico ha ridotto la dose dei suoi farmaci per la pressione, e Anna ha perso 12 kg, migliorando notevolmente il suo indice di massa corporea (IMC).

La storia di Marco: Superare l'Obesità

Marco, 38 anni, ha lottato con l'obesità fin dall'adolescenza. Le sue abitudini alimentari erano caratterizzate da un alto consumo di snack dolci, bevande zuccherate e fast food. Sentiva spesso stanchezza, soffriva di apnee notturne e aveva iniziato a sviluppare sintomi di prediabete.

- **Il Cambiamento:** Spinto dalla preoccupazione per la sua salute a lungo termine, Marco ha deciso di fare un cambiamento radicale. Ha iniziato a eliminare i cibi ultraprocessati, concentrandosi su alimenti integrali e nutrienti. Ha ridotto drasticamente il consumo di zuccheri aggiunti, optando per alternative più sane come frutta e frutta secca. Inoltre, ha iniziato a cucinare i suoi pasti, esplorando nuove ricette e ingredienti.
- **Risultati:** In un anno, Marco ha perso 35 kg. La sua apnea notturna è migliorata significativamente, così come i suoi livelli di energia e il benessere generale. I suoi esami del sangue hanno mostrato una notevole riduzione della glicemia e una normalizzazione dei livelli di insulina. Marco ha guadagnato una nuova fiducia in se stesso e una migliore qualità della vita.

La storia di Lucia: Migliorare la Salute Mentale

Lucia, una giovane madre di 28 anni, ha vissuto episodi di ansia e depressione postpartum. Si sentiva spesso affaticata e aveva difficoltà a concentrarsi. La sua dieta era ricca di cibi confezionati, cereali zuccherati e bevande energetiche, che le davano una carica di energia temporanea seguita da un crollo.

- **Il Cambiamento:** Dopo aver partecipato a un seminario sulla nutrizione, Lucia ha deciso di eliminare i cibi ultraprocessati dalla sua dieta. Ha iniziato a fare colazioni nutrienti con avena, frutta e noci. Ha incrementato l'assunzione di omega-3 tramite pesce e semi di lino, e ha sostituito le bevande energetiche con tisane e acqua.
- **Risultati:** Nel giro di pochi mesi, Lucia ha notato una significativa riduzione dei sintomi di ansia e depressione. Ha riportato una maggiore chiarezza mentale e una stabilizzazione del suo umore. Inoltre, il suo livello di energia è aumentato, permettendole di essere più presente e attiva con il suo bambino. Lucia ha scoperto il potere del cibo naturale nel supportare la salute mentale e il benessere emotivo.

La storia di Paolo: Ripristinare la Salute Digestiva

Paolo, 45 anni, soffriva di sindrome dell'intestino irritabile (IBS) e gonfiore cronico. La sua dieta era pesante di cibi raffinati, bevande gassate e dolci industriali, che peggioravano i suoi sintomi digestivi.

- **Il Cambiamento:** Dopo aver consultato un gastroenterologo e un nutrizionista, Paolo ha iniziato a eliminare gradualmente i cibi ultraprocessati. Ha introdotto nella sua dieta alimenti fermentati come yogurt naturale e crauti, fibre solubili da frutta e verdura, e ha ridotto il consumo di carboidrati raffinati e zuccheri.

- **Risultati:** Dopo otto mesi, Paolo ha visto una riduzione drastica dei sintomi di IBS. Il gonfiore si è attenuato e ha sperimentato una digestione più regolare e meno dolorosa. Paolo ha anche riportato un miglioramento del suo livello di energia e una pelle più sana, attribuendo questi benefici alla sua nuova dieta.

La storia di Giulia: Miglioramento delle Prestazioni Atletiche

Giulia, 29 anni, è una runner amatoriale che voleva migliorare le sue prestazioni sportive. Nonostante l'allenamento costante, si sentiva spesso esausta e aveva difficoltà a recuperare dopo le corse. La sua dieta era ricca di barrette energetiche e bevande sportive ultra processate.

- **Il Cambiamento:** Con l'aiuto di un nutrizionista sportivo, Giulia ha iniziato a eliminare i cibi ultraprocessati dalla sua dieta. Ha sostituito le barrette energetiche con snack naturali come banane e mandorle. Le bevande sportive sono state rimpiazzate da acqua e succhi naturali. Inoltre, ha incrementato l'assunzione di proteine di alta qualità e carboidrati complessi.
- **Risultati:** Giulia ha notato un significativo miglioramento nelle sue prestazioni atletiche e nel tempo di recupero. Ha completato la sua prima maratona con un tempo record personale e ha riportato meno infortuni e infiammazioni. Giulia attribuisce il suo successo non solo all'allenamento, ma anche alla sua dieta priva di cibi ultraprocessati.

Queste storie sono solo alcune delle molte testimonianze che dimostrano l'impatto positivo di una dieta priva di cibi ultraprocessati. Ogni percorso è unico, ma la comune denominatore è chiaro: la scelta di alimenti naturali e nutrienti può trasformare la salute e il benessere in modi profondi e duraturi. Spero che queste esperienze possano ispirare e motivare chiunque stia cercando di fare un cambiamento positivo nella propria dieta e nella propria vita.

RISULTATI E BENEFICI OSSERVATI

Durante il mio percorso professionale, ho avuto il privilegio di assistere a numerose trasformazioni legate alla rimozione dei cibi ultraprocessati dalla dieta dei miei pazienti. Le storie e le esperienze condivise non solo sottolineano l'importanza di un'alimentazione più naturale, ma evidenziano anche una serie di vantaggi tangibili a livello fisico, mentale ed emotivo. Esploreremo dettagliatamente i principali risultati e benefici riscontrati da coloro che hanno intrapreso questo viaggio di cambiamento.

Miglioramento della Composizione Corporea

Uno dei cambiamenti più immediati e visibili è la riduzione del peso corporeo. Eliminare i cibi ultraprocessati, spesso ricchi di calorie vuote, zuccheri aggiunti e grassi poco salutari, aiuta a ridurre l'apporto calorico totale. Ho visto molti pazienti perdere peso in modo sano e sostenibile, senza ricorrere a diete drastiche o restrittive. La perdita di peso è spesso accompagnata da una diminuzione della massa grassa e un miglioramento del tono muscolare, grazie a un maggiore apporto di nutrienti essenziali e proteine di alta qualità.

Regolazione del Metabolismo e Controllo della Glicemia

La rimozione dei cibi ultraprocessati dalla dieta ha un impatto significativo sul metabolismo e sulla regolazione della glicemia. Molti cibi processati contengono zuccheri raffinati e carboidrati semplici che provocano picchi glicemici seguiti da cali bruschi, causando fame eccessiva e aumento di peso. Sostituendo questi alimenti con cibi integrali e ricchi di fibre, ho osservato una stabilizzazione dei livelli di zucchero nel sangue. Questo è particolarmente importante per i pazienti con prediabete o diabete di tipo 2, che spesso vedono miglioramenti nei loro parametri glicemici e una riduzione della necessità di farmaci.

Salute Cardiovascolare

La salute cardiovascolare beneficia enormemente dalla riduzione dei cibi ultra-processati. Questi alimenti sono spesso ricchi di grassi saturi, grassi trans e sodio, che contribuiscono all'aumento del colesterolo cattivo (LDL) e della pressione sanguigna. Molti dei miei pazienti hanno riportato miglioramenti significativi nei loro profili lipidici, con una diminuzione del colesterolo LDL e un aumento del colesterolo buono (HDL). Inoltre, la pressione arteriosa si è spesso normalizzata, riducendo il rischio di malattie cardiovascolari come infarti e ictus.

Miglioramento della Salute Digestiva

Una dieta priva di cibi ultraprocessati è generalmente più ricca di fibre, che svolgono un ruolo cruciale nella salute digestiva. Ho visto molti pazienti sperimentare una riduzione dei sintomi di disturbi digestivi come la sindrome dell'intestino irritabile (IBS), gonfiore e costipazione. Una maggiore assunzione di fibre alimentari, insieme a un maggiore apporto di prebiotici e probiotici da alimenti naturali, favorisce una flora intestinale sana e una migliore funzionalità intestinale.

Aumento dell'Energia e Miglioramento del Benessere Mentale

Un altro beneficio spesso riportato dai miei pazienti è l'aumento dell'energia e un miglioramento del benessere mentale. I cibi ultraprocessati possono contribuire a sensazioni di affaticamento e a sbalzi d'umore a causa delle fluttuazioni glicemiche e della mancanza di nutrienti essenziali. Passare a una dieta ricca di cibi integrali e nutrienti, come frutta, verdura, cereali integrali, noci e semi, fornisce un apporto costante di energia e supporta la funzione cerebrale. Molti pazienti hanno riportato una maggiore chiarezza mentale, miglioramento della memoria e una riduzione dei sintomi di ansia e depressione.

Miglioramento della Salute della Pelle

La salute della pelle è spesso un riflesso della dieta. Ho osservato che molti pazienti sperimentano un miglioramento della salute della pelle dopo aver eliminato i cibi ultraprocessati. La riduzione dell'assunzione di zuccheri e grassi malsani, insieme a un aumento dei nutrienti antiossidanti e anti-infiammatori presenti in frutta e verdura fresca, contribuisce a una pelle più chiara, meno acneica e con una texture più uniforme.

Riduzione dell'Infiammazione

I cibi ultraprocessati sono spesso collegati a un aumento dell'infiammazione nel corpo, che può portare a una serie di malattie croniche. Passare a una dieta ricca di alimenti naturali aiuta a ridurre l'infiammazione sistemica. Ho visto miglioramenti in condizioni infiammatorie come l'artrite, l'asma e altre malattie autoimmuni. Gli alimenti anti-infiammatori, come il pesce ricco di omega-3, le verdure a foglia verde e i frutti di bosco, giocano un ruolo cruciale in questo beneficio.

Incremento della Longevità e Qualità della Vita

Infine, uno dei benefici più significativi è l'incremento della longevità e la qualità della vita. Adottare una dieta priva di cibi ultraprocessati contribuisce a prevenire molte malattie croniche e degenerative, migliorando la salute generale e il benessere. I pazienti riferiscono non solo di sentirsi meglio fisicamente, ma anche di avere una maggiore qualità della vita, con più energia per svolgere le attività quotidiane e godersi il tempo con la famiglia e gli amici.

I risultati e i benefici osservati nell'eliminazione dei cibi ultraprocessati dalla dieta sono profondi e vari. Ogni persona è unica e risponde in modo diverso, ma il comune denominatore è sempre un miglioramento significativo della salute e del benessere. Queste osservazioni rafforzano l'importanza di promuovere un'alimentazione basata su cibi integrali e naturali, come fondamento per una vita sana e soddisfacente.

CAPITOLO 8: POLITICHE ALIMENTARI E L'INDUSTRIA DEI CIBI ULTRAPROCESSATI

RUOLO DELLE ISTITUZIONI NELLA REGOLAMENTAZIONE DEI CIBI ULTRAPROCESSATI

Il contributo delle istituzioni nella regolamentazione dei cibi ultraprocessati è cruciale per tutelare la salute pubblica e favorire scelte alimentari più consapevoli. Attraverso leggi e politiche mirate, le istituzioni hanno il potere di influenzare notevolmente la produzione, la distribuzione e il consumo di tali alimenti. Esploreremo dettagliatamente il ruolo attivo delle istituzioni, le principali normative attualmente in atto e le sfide che devono affrontare per migliorare la qualità complessiva della nostra alimentazione.

Normative sui Contenuti Nutrizionali e sull'Etichettatura

Le normative sui contenuti nutrizionali e sull'etichettatura degli alimenti sono tra i principali strumenti utilizzati dalle istituzioni per regolamentare i cibi ultraprocessati. Queste normative richiedono che i produttori forniscano informazioni dettagliate sui nutrienti presenti negli alimenti, inclusi i livelli di zuccheri aggiunti, grassi saturi e trans, sodio e calorie.

In molti paesi, l'etichettatura nutrizionale è obbligatoria e deve essere chiara e comprensibile per i consumatori. Le informazioni devono essere presentate in modo tale da consentire ai consumatori di fare scelte informate. Ad esempio, in alcune giurisdizioni, vengono utilizzate etichette semaforiche o avvisi sul fronte del pacchetto per indicare i livelli di zucchero, sale e grassi, facilitando la comprensione rapida dei contenuti nutrizionali critici.

Restrizioni sugli Ingredienti

Un altro aspetto cruciale della regolamentazione riguarda le restrizioni sugli ingredienti. Le istituzioni possono limitare o vietare l'uso di determinati additivi alimentari, come coloranti artificiali, conservanti e aromi artificiali, che sono spesso presenti nei cibi ultraprocessati. Inoltre, sono stati introdotti limiti rigorosi sui livelli di grassi trans e oli idrogenati, riconosciuti per i loro effetti nocivi sulla salute cardiovascolare.

Per esempio, l'Organizzazione Mondiale della Sanità (OMS) ha esortato i paesi a eliminare i grassi trans prodotti industrialmente dagli alimenti. Molti paesi hanno già adottato regolamentazioni che vietano o limitano severamente l'uso di questi grassi, contribuendo a ridurre il rischio di malattie cardiovascolari nella popolazione.

Tasse sugli Alimenti non Salutari

Le istituzioni possono anche utilizzare strumenti economici per scoraggiare il consumo di cibi ultraprocessati. Le tasse sugli alimenti non salutari, come le bevande zuccherate e gli snack ad alto contenuto di sale e grassi, sono diventate sempre più comuni. Queste tasse non solo generano entrate che possono essere reinvestite in programmi di salute pubblica, ma servono anche a ridurre la domanda di questi prodotti, rendendoli meno accessibili finanziariamente.

Studi hanno dimostrato che le tasse sulle bevande zuccherate, ad esempio, hanno portato a una riduzione significativa del consumo di zucchero in diversi paesi. Questo tipo di intervento si è rivelato efficace nel promuovere abitudini alimentari più sane e nel combattere l'obesità e le malattie correlate.

Campagne di Educazione e Sensibilizzazione

Oltre alle regolamentazioni dirette sui prodotti alimentari, le istituzioni svolgono un ruolo cruciale nell'educazione e nella sensibilizzazione dei consumatori. Campagne informative e programmi educativi sono essenziali per aumentare la consapevolezza sui rischi associati ai cibi ultraprocessati e per promuovere una dieta equilibrata e salutare.

Queste campagne possono essere veicolate attraverso vari canali, tra cui scuole, media, centri di salute comunitari e piattaforme online. L'obiettivo è quello di fornire ai consumatori le conoscenze necessarie per identificare i cibi ultraprocessati, comprenderne gli effetti sulla salute e fare scelte alimentari più consapevoli.

Collaborazione Internazionale

La regolamentazione dei cibi ultraprocessati non è solo una questione locale, ma richiede una collaborazione internazionale. Organizzazioni come l'OMS e la FAO (Organizzazione delle Nazioni Unite per l'Alimentazione e l'Agricoltura) lavorano con i governi di tutto il mondo per sviluppare linee guida e strategie globali per affrontare l'impatto dei cibi ultraprocessati sulla salute pubblica.

Queste organizzazioni forniscono supporto tecnico e consulenza, aiutando i paesi a implementare politiche efficaci e a condividere le migliori pratiche. La cooperazione internazionale è fondamentale per affrontare problemi globali come l'obesità e le malattie croniche, che richiedono soluzioni coordinate e basate su evidenze scientifiche.

Sfide e Opportunità

Nonostante i progressi compiuti, le istituzioni devono affrontare diverse sfide nella regolamentazione dei cibi ultraprocessati. Una delle principali difficoltà è rappresentata dalla resistenza dell'industria alimentare, che spesso si oppone a regolamentazioni più severe. Inoltre, la globalizzazione e la liberalizzazione del commercio rendono difficile controllare l'importazione e la distribuzione di cibi ultraprocessati.

Tuttavia, ci sono anche molte opportunità. L'aumento della consapevolezza pubblica sui rischi dei cibi ultraprocessati e la crescente domanda di alimenti naturali e biologici stanno spingendo le istituzioni a prendere misure più decisive. Inoltre, l'innovazione tecnologica e la ricerca scientifica offrono nuove soluzioni per migliorare la qualità degli alimenti e ridurre l'impatto negativo sulla salute.

Il ruolo delle istituzioni nella regolamentazione dei cibi ultraprocessati è fondamentale per proteggere la nostra salute collettiva e migliorare il nostro approccio all'alimentazione. Attraverso una combinazione di normative efficaci, campagne di sensibilizzazione e cooperazione globale, possiamo ambire a ridurre l'impatto dannoso di questi alimenti e plasmare un futuro più sano per tutti noi.

INIZIATIVE E CAMPAGNE PER UNA MAGGIORE CONSAPEVOLEZZA ALIMENTARE

Sono profondamente consapevole dell'importanza della consapevolezza alimentare per migliorare la salute pubblica. Iniziative e campagne educative che mettono in luce i rischi dei cibi ultraprocessati sono essenziali per promuovere abitudini alimentari più sane e prevenire malattie croniche legate all'alimentazione. Esploreremo da vicino diverse iniziative e campagne che hanno avuto un impatto tangibile, sia a livello globale che locale, e le strategie vincenti che hanno guidato il loro successo.

Campagne Governative

Molti governi hanno lanciato campagne nazionali di educazione alimentare per affrontare il crescente problema dei cibi ultraprocessati. Queste campagne spesso includono una combinazione di pubblicità televisiva, materiali educativi distribuiti nelle scuole, e iniziative di sensibilizzazione nelle comunità locali.

Un esempio di successo è la campagna "5 al giorno" promossa da numerosi paesi, che incoraggia il consumo di almeno cinque porzioni di frutta e verdura ogni giorno. Questa campagna ha aumentato la consapevolezza sull'importanza di una dieta ricca di frutta e verdura, riducendo al contempo il consumo di cibi ultraprocessati.

Un'altra iniziativa significativa è il programma "Choose Health LA" della città di Los Angeles, che offre risorse e supporto per aiutare i cittadini a fare scelte alimentari più salutari. Il programma include workshop gratuiti sulla nutrizione, guide per la lettura delle etichette alimentari, e campagne di sensibilizzazione sui rischi del consumo eccessivo di zuccheri e grassi trans.

Iniziative Educative nelle Scuole

Le scuole rappresentano un ambiente cruciale per promuovere una maggiore consapevolezza alimentare tra i giovani. Molte iniziative mirano a integrare l'educazione alimentare nei curricula scolastici, fornendo ai bambini e agli adolescenti le conoscenze necessarie per fare scelte alimentari consapevoli.

Un esempio notevole è il programma "Healthy Schools" nel Regno Unito, che ha introdotto standard nutrizionali obbligatori per i pasti scolastici e ha promosso l'educazione alimentare come parte del curriculum. Questo programma ha migliorato significativamente la qualità dei pasti offerti nelle scuole e ha aumentato la consapevolezza tra gli studenti sui benefici di una dieta sana.

Negli Stati Uniti, il programma "Farm to School" collega le scuole con fattorie locali per fornire cibi freschi e nutrienti ai pasti scolastici. Oltre a migliorare la qualità del cibo, questo programma educa gli studenti sull'origine degli alimenti e sull'importanza dell'agricoltura sostenibile.

Campagne dei Media

I media giocano un ruolo cruciale nel plasmare le percezioni pubbliche sull'alimentazione e la salute. Le campagne mediatiche possono raggiungere un vasto pubblico e hanno il potere di influenzare le abitudini alimentari della popolazione.

Un esempio di successo è la campagna "Sugar Smart" nel Regno Unito, lanciata dalla Public Health England. Questa campagna utilizza spot televisivi, social media, e materiali informativi per educare il pubblico sui rischi del consumo eccessivo di zucchero e per promuovere alternative più salutari. La campagna ha contribuito a una significativa riduzione del consumo di bevande zuccherate nel paese.

In Italia, la campagna "Mangia bene, cresci sano" promossa dal Ministero della Salute ha utilizzato spot televisivi, radiofonici e materiale didattico per sensibilizzare le famiglie sull'importanza di una dieta equilibrata e sulla riduzione del consumo di cibi ultraprocessati. Questa campagna ha avuto un impatto positivo nel migliorare le abitudini alimentari dei bambini italiani.

Coinvolgimento delle Comunità

Il coinvolgimento diretto delle comunità è essenziale per il successo delle iniziative di consapevolezza alimentare. Le campagne locali possono adattarsi meglio alle specifiche esigenze e culture delle comunità, aumentando l'efficacia degli interventi.

Un esempio efficace è il programma "Healthy Harlem" a New York City, che combina attività educative, supporto nutrizionale, e programmi di fitness per migliorare la salute dei residenti di Harlem. Questo programma coinvolge direttamente i membri della comunità attraverso workshop, lezioni di cucina e attività fisiche, creando un ambiente di supporto per il cambiamento delle abitudini alimentari.

In Brasile, il programma "Cozinha Brasil" offre corsi di cucina gratuiti nelle comunità a basso reddito, insegnando alle persone come preparare pasti sani e nutrienti utilizzando ingredienti locali e a basso costo. Questa iniziativa ha avuto un impatto significativo nel migliorare la dieta delle famiglie e nel ridurre il consumo di cibi ultraprocessati.

Collaborazioni con il Settore Privato

Le collaborazioni tra istituzioni pubbliche e il settore privato possono amplificare l'impatto delle campagne di consapevolezza alimentare. Aziende e organizzazioni non governative (ONG) possono fornire risorse, competenze e piattaforme per raggiungere un pubblico più ampio.

Un esempio di successo è la partnership tra la American Heart Association e diverse catene di supermercati negli Stati Uniti per la campagna "Healthy for Good". Questa iniziativa promuove scelte alimentari sane attraverso programmi di fidelizzazione, sconti su prodotti salutari e materiale educativo nei punti vendita.

In Europa, la collaborazione tra l'ONG "Slow Food" e varie scuole ha portato all'implementazione di programmi educativi che promuovono il consumo di cibi locali e sostenibili. Questi programmi non solo educano gli studenti, ma coinvolgono anche le loro famiglie, creando un effetto a catena positivo sulla comunità.

Le iniziative e le campagne per una maggiore consapevolezza alimentare sono essenziali per combattere l'impatto negativo dei cibi ultraprocessati sulla salute pubblica. Attraverso campagne governative, programmi educativi nelle scuole, campagne mediatiche, coinvolgimento delle comunità e collaborazioni con il settore privato, possiamo promuovere una cultura alimentare più sana e consapevole.

Credo fermamente nell'importanza dell'educazione e della consapevolezza nel plasmare le nostre scelte alimentari. Continuando a sostenere e promuovere tali iniziative, possiamo sperare di assistere a una riduzione delle malattie croniche legate all'alimentazione e a un miglioramento generale della nostra qualità di vita. Il nostro impegno comune per una maggiore consapevolezza alimentare può davvero trasformare la nostra relazione con il cibo, guidandoci verso un futuro più sano e più sostenibile.

CONCLUSIONI

In questo affascinante viaggio nel mondo della nutrizione, abbiamo navigato insieme tra le sfide e le opportunità che accompagnano le scelte alimentari consapevoli. Questo percorso ci ha permesso di esplorare in profondità i molteplici aspetti dell'alimentazione e di comprendere quanto le nostre scelte quotidiane possano influenzare la nostra salute e il nostro benessere a lungo termine.

Abbiamo svelato i pericoli insidiosi dei cibi ultraprocessati, spesso mascherati da confezioni colorate e pubblicità seducenti. Questi prodotti, carichi di zuccheri, grassi saturi e additivi artificiali, minano lentamente la nostra salute, contribuendo a una serie di malattie croniche. È essenziale essere consapevoli delle tattiche di marketing ingannevoli che li promuovono, imparando a leggere le etichette e a riconoscere gli ingredienti nocivi.

Il cuore del nostro viaggio è stata la scoperta del potere straordinario di una dieta equilibrata e naturale. Abbiamo imparato che gli alimenti freschi, non processati e ricchi di nutrienti sono i veri alleati del nostro benessere. Frutta, verdura, cereali integrali, legumi, noci e semi ci forniscono non solo energia, ma anche vitamine, minerali e antiossidanti essenziali per il corretto funzionamento del nostro corpo.

Ogni pagina di questo libro è stata un invito a guardare oltre le confezioni scintillanti e a comprendere davvero il valore nutrizionale dei cibi che scegliamo. Ci siamo impegnati a fare scelte che non solo sostengono il nostro corpo, ma che nutrono anche la nostra mente e arricchiscono il nostro spirito. Abbiamo scoperto che il cibo può essere una fonte di gioia e connessione, un modo per prenderci cura di noi stessi e degli altri. Abbiamo esplorato ricette, tecniche di cucina e abitudini alimentari che ci aiutano a mantenere una dieta varia e bilanciata, senza rinunciare al gusto e al piacere.

Ricordate sempre che la salute è un percorso continuo, non una destinazione fissa. Ogni giorno ci offre l'opportunità di fare piccoli passi verso una vita più sana e felice. Possiamo continuare a esplorare, sperimentare e crescere, prendendo decisioni che ci avvicinano sempre di più al nostro obiettivo di benessere totale. È un cammino fatto di scelte quotidiane, consapevolezza e impegno. Non si tratta di perfezione, ma di progressi costanti e sostenibili.

Spero che questo libro rappresenti solo l'inizio del vostro tragitto verso una vita più completa. Continuate a mettere in pratica ciò che avete imparato, trasformando le vostre abitudini alimentari e migliorando la vostra salute giorno dopo giorno. Ricordate che ogni piccolo cambiamento positivo conta e che ognuno di voi ha il potere di fare la differenza nella propria vita.

IL TUO SUPPORTO FA DAVVERO LA DIFFERENZA!

Se questo libro ti ha ispirato e ti ha spinto a nuove riflessioni, sarei sinceramente grato se volessi condividere una breve recensione.

Dedico del tempo a leggere personalmente ciascuna valutazione, al fine di migliorare ulteriormente la qualità di questo libro.

Per lasciare la tua recensione, sarà sufficiente inquadrare con la fotocamera del tuo smartphone il QR Code visibile qui sotto e in pochi secondi verrai reindirizzato alla pagina dedicata alle recensioni.

o copia e incolla il seguente indirizzo:
https://t.ly/qKRer

Grazie di cuore per la tua fiducia e per far parte di questa comunità dedicata al miglioramento della salute e del benessere.

IL TUO BONUS!

Inquadrare con la fotocamera del tuo smartphone il QR Code visibile qui sotto per ottenere la Guida BONUS "Piano Alimentare di 30 Giorni: Ricette Sane e Gustose senza Cibi Ultraprocessati per Migliorare Il tuo Stile di Vita"

o copia e incolla il seguente indirizzo:
https://t.ly/F-qId